经方表证

胡希恕

经方医学

马家驹 著

全国百佳图书出版单位

中国中医药出版社

·北 京·

图书在版编目（CIP）数据

胡希恕经方医学：经方表证 / 马家驹著 . —北京：中国中医药出版社，2021.8（2023.12重印）

ISBN 978-7-5132-7008-3

Ⅰ．①胡… Ⅱ．①马… Ⅲ．①《伤寒论》—经方—研究 Ⅳ．① R222.26

中国版本图书馆 CIP 数据核字（2021）第 100223 号

中国中医药出版社出版

北京经济技术开发区科创十三街 31 号院二区 8 号楼

邮政编码　100176

传真　010-64405721

保定市西城胶印有限公司印刷

各地新华书店经销

开本 710×1000　1/16　印张 15.5　字数 206 千字

2021 年 8 月第 1 版　2023 年 12 月第 4 次印刷

书号　ISBN 978 - 7 - 5132 - 7008 - 3

定价　68.00 元

网址　www.cptcm.com

服 务 热 线　010-64405510

购 书 热 线　010-89535836

维 权 打 假　010-64405753

微信服务号　zgzyycbs

微商城网址　https://kdt.im/LIdUGr

官 方 微 博　http://e.weibo.com/cptcm

天猫旗舰店网址　https://zgzyycbs.tmall.com

作者简介

马家驹，副主任医师，医学博士，博士后，毕业于北京中医药大学，工作于首都医科大学附属北京中医医院。北京中医医院首届优秀青年中医师，北京中医药薪火传承3+3工程胡希恕名家研究室成员。任北京中医药学会师承工作委员会副秘书长、北京中医药学会仲景学说专业委员会委员、世界中医药学会联合会经方专业委员会理事等。长期跟随首都国医名师、当代著名经方临床家冯世纶教授学习经方临证，致力于胡希恕经方学术传承与临床，著有《胡希恕经方医学：六经入门讲记》，主编《走近胡希恕》等。

本书简介

　　马家驹师承于首都国医名师冯世纶教授、北京中医药大学谷晓红教授等，长期致力于胡希恕经方医学的学术传承与临床。多次在中医在线平台主讲《胡希恕经方医学》系列课程，于 2020 年春，应邀开始线上主讲《详解〈伤寒论〉398 条 113 方》，强调漫言变化千般状、不外阴阳表里间，用八纲解读《伤寒论》条文及方证，打破条文顺序，将条文、方证重新归纳，思路清晰，逻辑缜密。提出经方辨治六步法，凝练六经的诊断标准等，并通过图表、思维导图等形式帮助理解，最大程度上体现了仲景的临床思维，构建了完整的经方六经辨证体系。

　　本书为作者近 1 年时间的 40 次讲课实录，完整地构建了经方六经辨治体系下的表证诊治，包括单纯表证（太阳病、少阴病）和表里合病（太阳阳明、太阳太阴、少阴太阴）的诊治和常用方证。

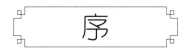

序

胡希恕经方学术的特点，就是从八纲的角度认识六经。八纲者，阴阳、表里、寒热、虚实，从八纲来看，六经的本质就是三个病位（表、里、半表半里）、两种病性（阴、阳）构成的六类证。简洁明了，自从《伤寒论》问世至今一千八百年来，为什么很多人学不懂呢？这是误读传统，就在于没有客观正确地认识六经，用《内经》注解《伤寒》，用脏腑、经络去解释，只能说陷入误区，牵强附会，让经方变得神秘，导致很多人读不懂《伤寒论》，众说纷纭，解释起来各执己见，难以共识。

《医宗金鉴》曰："漫言变化千般状、不外阴阳表里间。"胡希恕先生明确指出，六经来自八纲，从八纲角度来认识六经，是更符合仲景条文本义的。这给我们指明了学习的方向，但如何才能让更多的人真正理解和认识经方，还需要几代人的不懈努力。

马家驹在北京中医药大学读本科期间，就开始跟着我学习经方，善于思考和总结，也有志于经方事业的传承。硕士毕业后，回家乡基层工作，后由于北京中医药薪火传承 3+3 工程胡希恕名家研究室的工作需要，义无反顾来京参与建设，与陶有强等一起付出了诸多心血，包括全国经方论坛等工作。在 2011 年，家驹潜下心来，攻读了北京中医药大学温病学博士。博士毕业后，工作于首都医科大学附属北京中医医院呼吸科，在繁忙的临床工作中，也始终不忘经方。又曾陪我去澳大利亚墨尔本和中国台湾等地区传承经方。

家驹坚持专注经方临床的同时，也借助于各种机会来推广传承胡希恕经方，在中医在线平台应邀开设胡希恕经方医学相关课程，也发表了多篇论文和著作，出版了《六经入门讲记》《走近胡希恕》等著作，也让更多的人理解和认识了经方。

太阳病、少阴病，如果从八纲角度来看，两者的共同特点都是表证，共同的治法是汗法，核心药物离不开麻黄、桂枝。表证又分阴阳，太阳病是表阳证、少阴病是表阴证，阳证在于机体功能亢奋有余，治疗上专注于祛邪，而阴证源自于机体功能沉衰不足，需要扶正祛邪，故加入附子。因此太阳病的代表方就是麻黄汤、桂枝汤，少阴病的代表方就是麻黄附子甘草汤、桂枝加附子汤。

为了让更多人能够理解和认识经方，家驹一直在思考如何深入浅出地讲，用简单的语言来阐述六经的本质、辨证、治法、方药，强调要有体系地学，而不是孤立地、片面地学习。

本书就是家驹近年来的学习总结，探讨经方表证（太阳病、少阴病），思路清晰、文字简洁、娓娓道来，不厌其烦，紧扣要点，对于学习经方医学，是一本很好的入门著作。

家驹邀我作序，欣然接受。看到家驹不断成长，经方事业代有传人，我也很欣慰。有志者事竟成，也希望家驹在以后的经方路上，不断精进，专注于经方学术的研究与传承，取得更大的成绩。

冯世纶

2021 年 5 月 20 日

目 录

第 1 讲：要有体系地学习经方

2017 年本人应邀在"中医在线"平台开设"左手伤寒右手温病"课程。这是胡希恕经方医学六经入门的筑基课程，虽然简单却完整地讲解了六经辨证和常见方证。后经整理而成《胡希恕经方医学：六经入门讲记》，2018 年 11 月由中国中医药出版社出版，受到了大家的欢迎。

学习永无止境，需要不断复习，同时还需要不断地在临床实战，就像卖油翁说的熟能生巧。2020 年初，新型冠状病毒肺炎肆虐，牵动着每个人的心，因为我们是医务工作者，所以更关注本次新发疫情。我们所能做的就是把自身岗位工作给做好，同时继续努力把中医学好。每个人都进步一小步，对中医来说就是进步了一大步。假若国家征召你上战场，来之能战、战之能胜，依靠的就是我们扎实的临床辨证论治基本功。而辨证则依赖于辨证体系，我们这门课程，讲授的就是六经辨证体系。

2020 年与"中医在线"合作，推出这门新的课程，用八纲解六经的思路，完整而系统地讲一遍《伤寒论》398 条、113 方。有同仁问，本门课程跟之前的经方训练营、经方特训营有什么区别呢？听过我的课程，大家都知道其实经方的核心理论知识并不是特别多，经方训练营是两天一晚的时间，从整体上系统地介绍了六经辨治体系及临床思路。特训营更多针对的是专题讲课和解决临床面临的问题，答疑解惑，更加深入一些。

众所周知，医圣张仲景留存于世的著作是《伤寒论》和《金匮要略》，也是六经的代表著作。而本次详解《伤寒论》的课程，是从《伤寒论》原文入手，学习398条、113方，透过条文与方剂去学习背后的经方六经辨治体系，包括常见方证的应用。也是在六经辨治思维指导下去学习具体的条文和方证。所谓书越读越厚者，是启示人读伤寒时要举一反三、触类旁通。书越读越薄者，乃心有所得，抓住了核心体系，就能执简驭繁，越学越简单。

仲景自序曰："余宗族素多，向余二百，建安纪年以来，犹未十稔，其死亡者，三分有二，伤寒十居其七。感往昔之沦丧，伤横夭之莫救，乃勤求古训，博采众方，为《伤寒杂病论》，虽未能尽愈诸病，庶可以见病知源。若能寻余所集，思过半矣。"

仲景家族在不到十年的时间，死亡了三分有二，伤寒十居其七。张仲景很有压力，要想办法去解决临床疾病。现实逼迫着仲景勤求古训，博采众方，在前人的基础上创新了六经辨证体系，所以有压力才有动力。

大家也需要树立一个目标，成为能够解决临床问题的明医。这样到老的时候，才能问心无愧地说：这辈子我以张仲景为榜样，以仲景为师，尽了自己最大的努力，虽未能尽愈诸病，庶可以见病知源。

我们思考一下，怎样才能成为明医呢？第一要对中医有强烈的兴趣，第二要研读经典，第三要临床实践，第四要勤于总结思考。熟读经典，重点条文要口诵心记，熟记于心，反复玩味，验之于临床，明六经，辨方证，加上时间的沉淀，水滴石穿，绳锯木断，这样就能登堂入室，成为一代经方传人。

中医学的两大基本特点是整体观念和辨证论治。经方也是中医的一个学术流派，也离不开辨证论治的思想。胡希恕先生给我们明确指出：先辨六经继辨方证，求得方证相应而治愈疾病。六经辨证是把辨证论治的思想具体细化为先辨六经，在六经的基础上再继续辨方证。

辨证论治，辨证之后才能论治，大家学经方，都想学具体方证的临床应用，实际上，方从法出、法随证立。我们称之为方证相应。当我们面对患者的时候，最终要给患者开具一张处方。处方有疗效的前提是辨证要准确。大家想，要是辨六经你都辨错了，后面的法、后面的方，都是不对的。所以我们学习的重点要放在辨六经上，在六经的基础上再去细辨方证。因此，辨六经是我们的基本功，一定要把六经给辨证准确了。而不是重点放在辨方证上面。

辨证，辨的是病位和病性。只要有病位、有病性，才能构成一个诊断。就像地图上确定一个坐标，需要经度和纬度。平常老百姓说：脾虚、肾虚、肺热、肝火、宫寒、腑实等，病位是五脏六腑，病性是寒热虚实。脏腑辨证下的诊断也离不开病位和病性。

六经来自八纲。八纲的病位是表、里，病性是阴、阳。寒热、虚实隶属于阴阳（见表1）。说阴阳的时候，其实已经把寒热、虚实给概括进来了。《医宗金鉴》的《伤寒心法要诀》里面说过：漫言变化千般状，不外阴阳表里间。用八纲辨证的话，病位离不开表、里范围，病性离不开阴证、阳证，因此在八纲辨证看来，世上所有的疾病只有四个证。

表1　八纲辨证示意图

	阳	阴
表	表阳证	表阴证
里	里阳证	里阴证

六经来自八纲。八纲的病位只有表、里，在表里的两个病位中间，加入了半表半里，成为三个病位。每个病位上各有阴阳，从而构成了六个证，即六经（见表2）。

表2　六经辨证示意图

	阳（热证、实证）	阴（寒证、虚证）
表	表阳证（太阳病）	表阴证（少阴病）
半表半里	半表半里阳证（少阳病）	半表半里阴证（厥阴病）
里	里阳证（阳明病）	里阴证（太阴病）

这六个证就是太阳、少阳、阳明，少阴、厥阴、太阴，可以称之为六个病，如太阳病，也可以称之为六个经，也是六经辨证名字的来源。实际上，六经的本质是六个证，由三个病位、两个病性构成的六个证，也是六个诊断。

明白六经的本质是六个证，六经辨证就变得很清晰了。从病位角度来看，世间疾病只有三种，表、里、半表半里。从病性来说，世间疾病不是阴证就是阳证。只要会辨这六个证就可以了，辨证结果出来，就可以立法处方了，而法只有八个（汗、吐、下、和、温、清、消、补），这样来看，经方很简单。

六经辨证是一个完整的理论体系，从理论上来说，世间一切疾病都可以用六经辨治。因此柯韵伯说："仲景之六经，为百病立法，不专为伤寒一科，伤寒杂病，治无二理，咸归六经之节制。"俞根初说："以六经钤百病，为确定之总诀。"所以仲景被称为医圣，六经也被誉为开万世之法门。

六经的实质是表、里、半表半里三个病位上的阴阳，也就是三阴三阳。只要会辨表、里、半表半里，会辨阴证、阳证，六经的辨证核心就掌握了。经方的理论体系相对比较简单，很好理解，容易掌握，表2就是胡希恕经方体系的核心。需要大家牢牢记住。

本次课程的版本是赵开美版的宋本，具体以钱超尘教授点校的人民卫生出版社出版的《伤寒论》为准，俗称人卫社黄皮书。大家需要注意的是，我讲的时候不是按照《伤寒论》原文的条文顺序，我会打乱原条文的顺序，按照六经－方证的思路，重新编排条文顺序，类似于错简重排了。

学习中医，就要有体系地学，六经辨证就是简单而完整的体系，执简驭繁，在六经辨证基础上去学方证，事半功倍。

先辨六经继辨方证，求得方证相应而治愈疾病。经方很简单，本质就是三个病位上的阴证、阳证，很容易入手学习，这也是为何越是基层医师越喜欢经方。因为没那么多的繁杂理论，只要辨证准确，用上去就有疗效。辨六经的基本功就是辨阴阳、辨表里、辨半表半里。任何时候都要牢记《医宗金鉴》的"漫言变化千般状，不外阴阳表里间"。掌握了辨阴阳辨表里，你就掌握了经方的核心理论体系。

经方的六经辨证体系构建了，下一步就是在临床上迈出第一步，去临床，去实践，有了第一个有效案例，就会源源不断的有第二个、第三个。我第一次开出麻黄附子甘草汤治疗发热的时候，也是很忐忑的，但有了第一例的经验，以后就轻松简单了。当然前提还是务必要把六经给辨证准确了，在六经的基础上再去细辨方证。

我们讲398条113方，是从原文和方证角度，温故知新，帮我们梳理、学习、掌握经方六经辨证的体系，才是我们最大的学习目的。

第 2 讲：学习的重点

2020 年是胡希恕先生（1898—1984）诞辰 122 周年，因为胡希恕的经方医学，因为冯世纶教授的传承和教诲，我们才能聚在一起，饮水思源，所以我们始终感恩胡希恕先生和冯世纶先生。

胡希恕经方医学的核心特点。

1. 明确指出《伤寒论》代表的经方医学体系，不同于《内经》代表的医经体系

经方用的是六经辨证，《内经》用的是脏腑辨证，是两个体系，因此不能用《内经》的理论来解释伤寒，要用《伤寒论》的条文来解读条文，这才是最好的解读，最贴切仲景的原意。所以胡希恕先生强调不要戴着《内经》的有色眼镜。条文经过王叔和的编辑，已经不是原貌，学习的时候条文要前后互参、始终理会。

2. 六经来自八纲，六经实质是表、里、半表半里三个病位上的三阴三阳，即六个证

《伤寒论》中有大量的阴阳辨证、表里辨证、寒热辨证、虚实辨证的内容。仲景在表里辨证的基础上加入半表半里证，表证有阴阳，里证有阴阳，半表半里证同样有阴阳，这样从八纲发展形成了六经，因此六经来自八纲。辨六经的过程就是辨八纲，所以我们常说六经八纲体系。

3. 临床先辨六经继辨方证，辨方证是辨证论治的尖端

经方是中医的辨治体系之一，仍然遵循中医学的整体观念和辨证论治两大基本原则，临床思维是先辨六经，也就是诊断，再辨方证。方从法出、法随证立，方证相应才能取效。临床中六经辨证准确只是第一步，比如太阳病辨证出来了，但发汗的法和方也需要精准化，是辛温发汗还是调和营卫发汗呢？如麻黄汤证用了桂枝汤，或者桂枝汤证用了麻黄汤，都不合适，因此辨方证同样很重要，辨方证是辨证论治的尖端。

经方很简单，并不神秘。早在《汉书·艺文志》中就指出："经方者，本草石之寒温，量疾病之浅深，假药味之滋，因气感之宜，辨五苦六辛，致水火之齐，以通闭解结，反之于平。"

本草石之寒温，量疾病之浅深，就是辨寒热、辨表里（浅深）的问题。我们学习的最重要的地方在于如何认识清楚、辨别清楚阴阳、表里、寒热、虚实，这就是六经辨证的基本功，也是我们在学习过程中需要反复强化的地方，辨得准、辨得快，你的水平就比别人高。

老中医有经验，经验在哪里？其实就在于面对纷繁复杂症状的时候，面对疑难杂症、危重症的时候，能够辨别清楚阴阳、表里、寒热、虚实。辨证准确了，治疗的法和方药就是很简单的事情了。方从法出，法随证立。关键在于证，辨证之后才能论治。辨证都辨错了，后面的立法、处方肯定都是错的。因此，临床疗效有无的关键在于辨证。证辨出来了，治法、方药的范围基本就固定了。随便举个例子，时方辨证脾气虚，治法自然是补脾，代表方是四君子汤之类。如果我们辨证出表阳证，治法就是辛温解表，代表方药不外乎麻黄、桂枝、葛根之类。

我们说胡希恕先生的水平高，高在哪里呢？刘渡舟教授在《经方传真》的序言中写道："每当在病房会诊，群贤齐集，高手如云，惟先生能独排众议，不但辨证准确无误，而且立方遣药，虽寥寥几味，看之无奇，但效果非凡，常出人意料，此皆得力于仲景之学也。"

胡老为什么疗效好？是胡老开出来的方子，别的老先生不会吗？不是的。而是别的先生没有胡老辨证准确而已。所以取效的关键和前提是辨证准确无误。这才是关键。

但我们目前的学习也是充满着浮躁，都爱听故事，爱听经验，忽视了辨证，忽视了经方体系的构建，学到的只是零散的不成系统的知识，就像麻线穿不起来的豆腐一样，松垮而不实在。因此，大家的学习重点应该放在基础上，放在如何提高经方的辨证准确度上，反复去强化辨阴阳、辨表里，而不是总想去学个一招半式，学个特效方、特效药。世上不存在什么特效方、特效药，只要方证相应，任何方都可以是特效方、特效药。

经方的临床思维是先辨六经，继辨方证。六经就是辨证，方证也是辨证。希望大家都能重视起来。我一直强调，对于初学者，70%以上的学习精力要放在提高自己的辨证水平上。大家想，疑难杂症，为何疑难？就是诊断不清，疑难在不会辨证。一旦辨证出来了，后面的治疗就简单了。西医也是如此，三甲医院的水平高，高在哪里？同样高在诊断水平上。大多疾病只要诊断明确了，治疗大家都会。

大家都想学一个方，学一些加减，可以包治天下，这样的想法是不现实的。每个方子都有它的适应证，遇到了方剂适应证的时候，你才能用这个方，一个方就相当于一个树桩，学习方剂，就有守株待兔的意思。我们要在六经辨治体系下去学习方证，这样才能构成一个"天罗地网"。

世间的疾病有千百万，每一个病种，按照现行教材来说都会归纳出几个常见证型，每个证型有一个代表方，还有很多加减变化，现代病种不断涌现，你能都学会么？2020年肆虐的新型冠状病毒肺炎就是一个新的病种、一个新的挑战，经方如何论治？任何疾病的症状表现，按照六经辨证体系来看，病位离不开表、里、半表半里，病性离不开阴阳，这就是我们的辨证论治，以不变应万变，所以经方可以辨治。

《医宗金鉴》说：漫言变化千般状，不外阴阳表里间。经方的六经，本质是六个证。辨证论治，我们只需要辨六个证就行。你把这六个证学会了，世间所有的病是不是都会辨治了？有没有一种化繁为简、豁然开朗的感觉呢？有没有觉得六经辨证很简单呢？

第3讲：麻黄汤方证（上）

今天我们先讲两个条文，也就是《伤寒论》的第1条和第3条。

太阳之为病，脉浮、头项强痛而恶寒。（1）

太阳病，或已发热，或未发热，必恶寒，体痛，呕逆，脉阴阳俱紧者，名为伤寒。（3）

大家会发现，这两个条文基本上类似于张仲景对某种临床现象的高度凝练。六经，每一经都有一个提纲条文，相当于仲景凝练的六经的诊断标准。

太阳病的提纲条文是"太阳之为病，脉浮、头项强痛而恶寒"。意思是见到脉浮、头项强痛、恶寒的三个症状，就属于太阳病。可见太阳病是一个综合征，无论何种疾病，只要有上述三个症状表现的，张仲景都归属到太阳病范畴了。

大家想一下，张仲景是怎么凝练出来的呢？只有在临床上诊治过大量的太阳病患者，发现他们有共性的规律，最终才能将常见的症状表现归纳总结凝练成"脉浮、头项强痛、恶寒"这三个症状。

大家想，我们每个人都感冒过、发烧过，在你重感冒发烧的时候，你有什么症状？是不是身体一边发着烧，一边有恶寒的感觉。恶寒就是怕冷，穿着厚衣服也不能缓解的怕冷感。冷得还让你浑身肌肉疼痛，包括头痛、项背疼痛、四肢肌肉关节的疼痛等。甚至躺在温暖的被窝里面还有一种冷的、身体蜷缩的状态，这也可以从热胀冷缩、寒主收引来

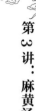

解释。

太阳病的发热、恶寒是同时出现的，一边发热一边恶寒，你来我往的是寒热往来，多见于半表半里。但发热不恶寒的是阳明病。表证的时候，但恶寒、不发热是少阴病。慢性疾病没有表证，只恶寒，不发热，多见于太阴病。这是关于发热恶寒的六经鉴别，需要大家注意，也不能完全根据发热、恶寒的症状来判定，更多的还是要整体的四诊合参来辨证。

太阳病是表证，是正邪交争于体表的阶段。发热恶寒、身疼痛的时候，大家想，身上有汗还是没有汗？往往是没有汗的，再一把脉，往往脉浮紧。

通过我们自身感冒的经历，当然你肯定也见过不少感冒的患者，通过大量的感冒患者的症状表现，如果善于思考总结，也能像张仲景一样，把表证给总结出来，那就是发热、恶寒、身疼痛、不汗出（无汗）、脉浮紧。感冒在当代是这样的症状，张仲景年代的感冒也是上述症状，100年后未来的感冒发热也是上述症状，是不会变化的，因此六经体系之前适用，现在依然适用，将来也会适用。

结合我们自身的感冒经历，我们知道表证的典型症状表现是发热、恶寒、身疼痛、不汗出、脉浮紧。这也是典型的麻黄汤证。当然临床中见到非常典型的表证患者不是很多，大多是不太典型的，今天我们逐一剖析这些症状背后的原因和病机。

第3条：太阳病，或已发热，或未发热，必恶寒，体痛，呕逆，脉阴阳俱紧者，名为伤寒。

太阳病是表证，因此有些时候我们以太阳病为例来讲表证。太阳病不见得一定发热，就像我们每个人感冒一样，发热是感冒常见症状，但感冒不见得一定发热。或者有的人感冒的头两天不见得一定有发烧，所以叫作"或已发热，或未发热"。

本条的"必恶寒，体痛，呕逆"，"必"是必然的意思，说明后边的恶寒、体痛、呕逆症状的权重更大一些。大家都比较关注发热的症状，六经皆有发热，发热不一定是表证。就像提纲证"太阳之为病，脉浮、头项强痛而恶寒"。没有提发热，可见恶寒、体痛才是最核心的症状表现。所以是必恶寒、体痛、呕逆。表证是必须要恶寒的。很多人都有这样的经历，今天你外出，如果穿得少且外边冷，你会觉得身上忽然一阵冷，就像一阵寒风吹过，打哆嗦。很多人都有意识，坏了，着凉了，要感冒了。恶寒、恶风感，类似一种寒邪、风邪穿透了你的身体皮肤的感觉。

体痛在提纲证条文里边强调的是头项强痛，就是头部和项部脖子的部位，也就是我们后人认为的膀胱经所过部位的强痛症状比较明显。这里的"强"（jiāng）就是僵硬的意思，肌肉发紧僵硬而不舒适，其实就是正邪交争，局部气血不利所致肌肉紧张的情况，和身体其他部位疼痛的病机一样。外感表证的时候，大家可以体会，揉一揉风池、风府穴，会觉得疼痛感比平时明显，就是这个道理。在第24条"太阳病，初服桂枝汤，反烦不解者，先刺风池、风府，却与桂枝汤则愈"，也有类似的提示。

除了头项强痛以外，体痛可以表现为多个方面，身疼、腰痛、骨节疼痛、一身尽痛，甚至四肢、肌肉、关节、全身上下都有酸痛的感觉。如果你得过重感冒，可以好好回忆一下。腰痛也是一个比较典型的症状，一说腰痛，很多人会认为腰为肾之府，有肾虚，这都是先入为主了。看到腰痛，是表证还是肾虚，必须要有各自的诊断依据。辨证为表证，若出现腰痛我们应当从表论治。

大家可以在纸上画个圈，类比人体或者一个国家，邪气由外侵袭而来，叫外感，敌人攻打你的国家叫侵略。正气奋起与之相争，正邪相争于体表，就是表证。正气是一种功能，是抽象的，抵御外界邪气的、维持正常生命活力的功能，就是正气，主要是阳、气。阳、气我们看不见，摸不着，那么它们藏在哪里呢？就藏在津液和血里面，要依附于有形的物质才能存在。就像大家喝水的时候，你喝的是一杯热水，热藏在水里面，要是杯子里面没有了水，哪来的热呢？

正气要到体表与邪相争，阳、气是无形的，首先就需要把我们体内的阴分物质，津、血调动到体表。只有津液、血液到了体表，津液所藏的阳和气才能到体表。津、血在体表多了，壅滞不通，不通则痛，再加上寒主收引，闭塞毛窍，表气郁闭，因此表证的疼痛症状就比较典型。再讲湿邪，湿邪在表同样也会身重疼痛、肢体酸痛、头重如裹。体表的水分、津液、血液多了，身体会疼，当然也会水肿，所以含有麻黄的越婢汤可以治疗水肿。如"风水，恶风，一身悉肿，脉浮不渴，续自汗出，无大热，越婢汤主之"。

呕逆是因为正邪交争于表，正气要从里到表、由下到上、由内到外，去与邪气相争于体表，气机再往上冲的过程当中，胃气也随之而上，有些人如果胃肠虚弱，就会引起呕逆的表现。如第15条"太阳病，下之后，其气上冲者，可与桂枝汤"。桂枝汤证本身也有气上冲，这样的症状都是人体抗邪的一种趋势和功能。当然这里的呕逆我们需要注意，尤其需要跟小柴胡汤证鉴别。呕不见得一定是半表半里。呕逆常见于少阳，比如呕而发热者，小柴胡汤主之。其实表证也有，只是常常被大家忽略罢了。不要见到呕逆就说少阳，呕逆不见得一定是少阳。

寒主收引、体表气机不通可以导致疼痛，同样可以导致毛窍腠理闭塞不通，所以是无汗的状态。大家想想自己重感冒的时候，是不是发热恶寒的同时身体疼痛，甚至躺在被窝里面身体蜷缩，打寒战。体表的津血多了，疼痛感包括困重感都是存在的。脉浮沉分表里，体表的津血多了，脉里面的津血也比平时多，再加正气的向外、向上趋势，脉就变得浮了。同时没有汗的时候，津血在体表很充实，就像轮胎的胎压一样，越来越高，因此脉就变得浮紧有力了。表证的时候脉是浮的，就像轮胎的胎压一样。如果正气不虚，体表的津血充盛，胎压大，脉就是浮紧有力，紧是有力的，是实脉；如果人体出汗了，津血丢失了一部分，就像把轮胎放放气，胎压下降，脉就变得缓或弱，变得无力，是虚脉。反之我们能推出来，见到一个脉浮紧的患者，说明正气气血充盛，同时说明该患者往往是无汗的状态。因为如果有汗，津血会通过汗出的形式丢失，就不会充盛，脉就会从紧变得缓或弱。因此麻黄汤无汗，脉是浮紧的；桂枝汤有汗，脉是浮缓或浮弱的。

第35条：太阳病，头痛发热，身疼腰痛，骨节疼痛，恶风无汗而喘者，麻黄汤主之。

明白了太阳病的常见症状，明白了每个症状背后的病机，再去看其他条文就容易多了。通过本条会发现，描述的主要症状是发热，恶风，身疼痛（头痛、身疼腰痛、骨节疼痛），无汗，喘。本条的身疼痛症状格外典型，除了常见的头痛以外，还有身痛、腰痛、骨节疼痛，疼痛感非常明显。符合我们前面讲的太阳病的诊断标准。这时候大家想身体疼痛非常明显，这个患者身体是有汗还是无汗呢？

前面讲了，表证的时候，津血聚集于体表，气机不通，不通则痛，导致的身体疼痛当然也跟寒邪的凝滞、寒主收引相关，冬天冷，摔一跤比夏天摔一跤痛多了，就是这个道理。疼痛感越重，说明津血聚集、气机不通的程度越重。如果出汗了，津血以发汗的形式散去，身体就不疼痛了。邪气随着汗出而去，于是汗出邪去脉静身凉，表证就好了。当然身体也就不疼痛了。表证没有汗的时候，身体疼痛，一旦发汗解表，汗出来了，身体就不疼痛了，因此身体疼痛与有无汗出是有关系的。津液聚集于体表，没有汗，就疼痛；津液以汗出的形式散去，疼痛就缓解了。因此我们说，身体疼痛的病机是正邪交争于体表，津液聚集于体表，欲汗出不得汗出。同样道理，正是因为欲汗出而不汗出，导致了发热、恶寒、身疼痛、不汗出、脉浮紧。所以表证的治法就是发汗，因势利导地发汗。

既然邪从外来，我们让邪气从哪来还回哪去，最好的办法莫过于汗法。通过发汗，让邪气随着汗出而去。之前有人问：表证是不是一定要

第3讲：麻黄汤方证（上）

13

发汗？发汗只是一种办法，是通过发汗达到去除邪气的目的。中医的正气、邪气都是抽象的，把一切致病因素都称之为邪气，既然外感是邪气外来，那让邪气从汗出而表解，因此不发汗邪气是不会解除的。发汗不是发大汗，而是微微汗出，就像桂枝汤条文说的"遍身漐漐微似有汗者益佳"。同时要注意，发汗是方法，不是目的，祛邪解表才是目的。

本条还有个"喘"的症状。临床中我们要抓主症，什么是主症？就是能帮我们确定六经和方证的症状，才是主症。麻黄汤证的时候，患者可不可以出现咳嗽、喘？可能会咳嗽、可能会喘，但是咳嗽和喘不是一定会出现的。换句话说，患者有咳嗽和没有咳嗽，有喘和没有喘，并不影响我们辨证麻黄汤证，也不影响运用麻黄汤。我们是辨证论治的，只要辨证有麻黄汤证，无论有无咳嗽和喘的症状，都可以治。大家要明白，我们关注的不是症状，而是透过症状看他背后的证。所以，麻黄汤可以用于咳嗽，也可以用于喘，也可以用于其他疾病，无论什么疾病，只要有麻黄汤证就可以用，有是证用是方，所以辨证论治最简单了，世间所有疾病，在我们看来，证只有六个，也就是六经。

本条麻黄汤是恶风，不是恶寒。桂枝汤证也有恶寒。不都是恶风。比如第 12 条："太阳中风，阳浮而阴弱。阳浮者，热自发，阴弱者，汗自出。啬啬恶寒，淅淅恶风，翕翕发热，鼻鸣干呕者，桂枝汤主之。"可见麻黄汤也有恶风，桂枝汤也有恶寒，所以一般都认为麻黄汤恶寒，桂枝汤恶风，是不对的。我们可以把恶寒、恶风都看作是机体体表对外界的一种反应。需要注意，不是说见到恶寒、恶风就是表证，一定要和其他症状结合起来看，比如第 168 条："伤寒若吐若下后，七八日不解，热结在里，表里俱热，时时恶风，大渴，舌上干燥而烦，欲饮水数升者，白虎加人参汤主之。"第 169 条："伤寒无大热，口燥渴，心烦，背微恶寒者，白虎加人参汤主之。"说明阳明病里热的时候，也会有恶风、恶寒。少阴病会有恶寒，少阳病、厥阴病有寒热往来，也有恶寒。太阴病属里虚寒，阳气不足，也会有恶寒。因此孤症不辨，单独的一个症状无法辨别六经，一定要和其他症状结合起来，两点才能成一线，三点才能成一面，症状越多越好。

第 35 条具备了发热恶风、身疼痛、无汗的表证特点，符合表证的诊断标准，因此这是太阳病，身体疼痛和无汗是互为影响的。此时的关键症状是无汗，因为无汗，所以身体疼痛明显，因为无汗，我们可以反推出来此时脉是浮紧有力的。表证的治法就是汗法，因此仲景采用麻黄汤辛温解表发汗，达到祛邪外出的目的。

诊断是治疗的基础和前提，诊断不清楚，就没办法去治疗。中医也是如此，这就是为何强调先辨证再论治，中医辨的证就是诊断。西医诊断主要依据包含疾病的症状、体征和辅助检查。中医的诊断、辨证不依赖西医学所谓的辅助检查，没有抽血化验、没有超声、没有胸片没有 CT 等，也不看是细菌还是病毒，只看症状反应，只从望闻问切四个角度来诊断，当然西医学的辅助检查结果也能给我们提示，但不应该作为我们中医的诊断标准。当前新型冠状病毒引起的疫情肆虐，病毒我们看不见，摸不着，虽然归属于疫病，但治疗依然离不开辨证论治的原则。

六经辨证体系下，病位只有三种，表、里、半表半里。我们需要掌握三个病位的诊断标准，因为我们依靠诊断标准才能辨别一个发热患者是表证还是里证，还是半表半里证。表证的典型的诊断标准就是发热、恶寒、身疼痛、不汗出、脉浮紧。掌握诊断标准的意义在于，临床上见到一个患者符合表证的诊断标准，就高度提示我们这是个表证。所以张仲景才能高度凝练出"太阳之为病，脉浮、头项强痛而恶寒"的提纲条文，意思是见到脉浮、头项强痛而恶寒，就是太阳病。

表证的典型诊断标准就是麻黄汤证，需要我们牢牢掌握。邪从外来，正邪交争于体表，欲汗而不得汗，出现了发热、恶寒、身疼痛、不汗出、脉浮紧。我们要把这 5 点当作麻黄汤证绝对的典型的标准，意思是见到这 5 个症状，越多越好，诊断为麻黄汤证肯定无疑。

第 3 讲·麻黄汤方证（上）

第 4 讲：麻黄汤方证（中）

1. 太阳之为病，脉浮、头项强痛而恶寒。

3. 太阳病，或已发热，或未发热，必恶寒，体痛，呕逆，脉阴阳俱紧者，名为伤寒。

35. 太阳病，头痛发热，身疼腰痛，骨节疼痛，恶风无汗而喘者，麻黄汤主之。

46. 太阳病，脉浮紧，无汗，发热，身疼痛，八九日不解，表证仍在，此当发其汗。服药已微除，其人发烦目瞑，剧者必衄，衄乃解。所以然者，阳气重故也。麻黄汤主之。

47. 太阳病，脉浮紧，发热，身无汗，自衄者愈。

55. 伤寒脉浮紧，不发汗，因致衄者，麻黄汤主之。

51. 脉浮者，病在表，可发汗，宜麻黄汤。

52. 脉浮而数者，可发汗，宜麻黄汤。

我们把麻黄汤所有的条文归纳在一起找规律，在六经指导之下，从原文中找规律。用这种方法去读原文，我们才真正地学到仲景的临床思维。

结合我们自身重感冒的经历，我们一定牢牢记住麻黄汤的典型诊断标准是：发热恶寒、身疼痛、不汗出、脉浮紧，当然也是太阳病的典型诊断标准。还要知道每个症状背后的病机。

来了个患者，主诉是发热。我们就要辨证，辨证辨的是病位和病性。对于发热，虽然六经皆有发热，但是最主要辨病位，也就是教科书上的外感发热、内伤发热，外感发热就是表证，内伤发热就是里证。因此发热首辨病位，在表、在里、还是半表半里。同样道理，咳嗽也是辨外感咳嗽和内伤咳嗽，喘也是如此，射干麻黄汤治疗的是表证的喘，如果承气汤证的喘就不能用射干麻黄汤。而呼吸系统和表证密切相关，肺主皮毛，邪从外来，首先犯肺，温病也认为温邪上受首先犯肺，所以表证和呼吸系统密切相关，因此呼吸系统的咳痰喘包括发热，首先要辨病位。因此在《中医内科学》上面，肺系疾病强调辨外感内伤，也就是病位的表里，其他几个脏系的病种，就不强调辨外感内伤（表里）的病位了。

如果是表证的发热，大家想该如何治疗呢？既然表证是正邪交争于表，欲汗出而不得汗出所致的发热恶寒、身疼痛、脉浮紧，一旦出汗了，汗出热退脉静身凉，身上也不疼了，脉也不浮了，当然疾病就痊愈了。所以表证的治法，专业的叫解表，朴素一点就是发汗，落到八法上就是汗法。

《伤寒论》中具有解表作用的药物就有5个，麻黄、桂枝、葛根、生姜、葱白。我们用麻黄汤的目的是为了发汗解表，方从法出、法随证立，只要是表证就要解表，在《伤寒论》中解表就离不开上面的5个药物，目的就是为了借助药物的作用让身体汗出，达到祛邪解表的目的。所以有时候不见得一定用麻黄、桂枝。农村的老人遇到重感冒，他们不知道麻黄、桂枝，但是他们知道给你煮上一碗生姜汤，放点葱丝，或者香菜根，趁热喝下去，被子捂一捂，都能汗出热退表解。还有很多食疗的办法，比如喝一碗热热的酸辣汤，或者河南地区的胡辣汤，在冬季寒冷的早晨，喝上一碗热热的胡辣汤，身体也能有微微汗出的感觉。在美国，麻黄属于管制药物，遇到了一个麻黄汤证的患者，开不出麻黄来难道就不治病了吗？麻黄汤是解表发汗的，没有麻黄的时候，我们可以用桂枝、羌活、独活、荆芥、防风这些同样具有解表发汗的药物来替代，甚至可以学农村的老大爷，煮上一碗姜汤，热热的，也都能达到汗出解表的治疗目的。不管白猫黑猫，抓到老鼠的就是好猫。对于表证来说，不管麻黄、桂枝，还是羌活、独活、荆芥、防风，能发汗解表的就是好药。

表证的治法是汗法，凡是具有发汗作用的方法，都可以用来解表。方剂要在辨证论治的指导下去学，治法比方剂更重要。之前有个跟诊的同学，有一天过来跟诊的时候说，晚上睡觉着凉，落枕了，脖子颈肩疼痛。其他的同学给诊断了一下，说你这属于表证，回去吃一剂葛根汤吧，他回去了。第2天来说好了，其他同学问怎么好的？他说学生吃药不方便，去超市里边买了一包特别辣的方便面，开水滚泡后，趁着热劲吃了一碗热气腾腾辛辣的面，然后躺床上盖被子睡觉，出了一身的汗，第2天就好了。生活当中我们也经常会见到这样的例子。很多身体强壮的患者，多喝点热水，安静地休息也能达到汗出表解的目的。所以不见得一定吃药才能达到治疗目的。只有在身体不能自主汗出、正邪交争于表、欲汗出不得汗出的时候，才需要服药来帮助人体治病。

中医的病因是抽象的，导致人体生病的因素叫作邪气，维持生命活动的功能叫正气。正气、邪气，都是抽象的，看不见摸不着，其实是对致病因素和人体生命活动功能的高度凝练与概括。中医用正气、邪气来解释为何生病，正气与邪气的斗争贯穿于疾病始终，因此治疗原则离不开扶正和祛邪。

人体祛邪的办法无非是汗吐下三法，表证的治法是汗，汗是方法，是通过发汗来达到解表祛邪的目的，邪气随着汗出而去，因此表证的治疗是最简单的。当然，任何时候都不要忘了，最重要最关键在于辨证，你先辨证出这是表证的发热，辨证准确了，治疗就很简单，药物也很简单。若是发热，辨不清是表证还是里证，那就无从下手了。

《伤寒论》的很多条文，我们可以当作张仲景的医案，很典型，仲景就给记录下来了。比如第35条"太阳病，头痛发热，身疼腰痛，骨节疼痛，恶风无汗而喘者，麻黄汤主之"。

来了一个患者，仲景一看，具有发热、恶风、身疼痛、无汗，而且疼痛很典型，说明表实，表郁遏的程度比较重，汗出不来，疼痛才典型，因为没有汗，所以我们可以推测此时的脉是浮紧有力的。这是典型的表证。所以治法就是发汗，而发汗作用最大的是麻黄，发汗作用最大的方剂是麻黄汤，所以仲景就用麻黄汤来发汗解表。

至于喘不是必然证？可以有也可以没有，喘的原因也是表不解，气机郁闭，影响到肺的宣发肃降了，会出现喘，当然也会有咳嗽。因此咳嗽、喘，在表证的时候，病机都是一样的，都是肺气宣降失常所致，治病必求其本，把表证解决了，咳嗽、喘自然就缓解了。如果不解表，只是强力镇咳，是治标不治本。所以有没有咳嗽和喘，不影响我们诊断麻黄汤证以及应用麻黄汤。需要注意，有表证的喘，可以用麻黄，如小青龙汤，还有《金匮要略》的射干麻黄汤、厚朴麻黄汤，都有麻黄。提示我们需要注意，临床上见到咳嗽、喘的患者，一定要看有没有表证。有表证就要从表论治，除此之外，水饮所致的咳喘也很常见。

46. 太阳病，脉浮紧，无汗，发热，身疼痛，八九日不解，表证仍在，此当发其汗。服药已微除，其人发烦目瞑，剧者必衄，衄乃解。所以然者，阳气重故也。麻黄汤主之。

47. 太阳病，脉浮紧，发热，身无汗，自衄者愈。

55. 伤寒脉浮紧，不发汗，因致衄者，麻黄汤主之。

第 46 条的患者，脉是浮紧的，前面说了表实无汗的时候，可以推测脉是浮紧有力的，此时患者脉是浮紧的，我们也可以反推该患者必然是没有汗的，因为若是有汗，津液丢失了一部分，脉就不会紧了。患者具有脉浮紧、发热、身疼痛、无汗，也是典型的表证，不管刚得病一二日，还是八九日，我们是辨证论治的，有是证用是方，所以仲景说，（虽）

第4讲：麻黄汤方证（中）

八九日，表证仍在。表证可以持续八九日，甚至更长时间。所以教材中鉴别外感发热、内伤发热，有一条说初起的考虑外感，日久的考虑内伤，其实不一定。表证也可能持续很长时间的。病程长短可以提示有无表证，但不能作为诊断标准。

病程时间的长短不能作为表证的诊断依据，虽然八九日，但表证仍在，治法就是发汗，所以仲景说"当发其汗"。大家应该有这样的体会，在服完解表发汗的药，比如麻黄汤，躺在床上盖着被子，出汗前的一阵，身上是不是有点烦躁的感觉呢？药物辛温，加快了气血运行，才能温腠理，才能让身体汗出，所以麻黄是兴奋剂。有些人服完麻黄，晚上兴奋得睡不着，心跳加快。

服了麻黄汤，出现了发烦目瞑，也都是兴奋的作用，是汗出的前兆，汗出来了表证就好了。但有一种特殊情况，出现了鼻衄，就是鼻腔毛细血管破裂导致的鼻衄。鼻衄也叫作红汗，是红色的汗，因为津血同源，从腠理出的叫汗，从血管出来的叫血。津液聚集于体表，欲汗出而不得汗出，气血很充盛，脉是浮紧的，血管压力也比较大，鼻部的毛细血管压力也大，一旦它破了出血了，邪气就随之外泄。邪气能随着汗出而去，同样也能随着出血而去。鼻衄后，血液丢失了部分，邪气随着血而去，浮紧的脉得到了缓解，表证就好了。如果鼻衄后，表证未解，仍然给予发汗法，根据辨证选择用麻黄汤还是桂枝汤解表发汗。

当然这是个特殊情况。可以体会下临床上的放血疗法。胡老也讲过，一个人走路磕破了脑袋，流了一滩血，患者的表证也可能会缓解甚至痊愈。大家可以查看下资料，在西方，很长一段时间流行放血治疗。

本条的阳气重，阳气不是一般意义的热，而是津液。道理很简单，要是热重，就需要清热了，需要白虎汤了，所以这里的阳气重是津液重，津液聚于体表，欲汗出而不得汗出的状态，阳气指的是津液。麻黄汤是发汗的，汗没出来之前就是津液，因此津液在表，比如湿邪在表的时候，也需要发汗以达到祛湿的目的，如越婢汤治疗"风水，恶风，一身悉肿"。

51.脉浮者，病在表，可发汗，宜麻黄汤。
52.脉浮而数者，可发汗，宜麻黄汤。

理解了典型的表证，再看这两条就容易多了。这里的脉浮提示在表，在表就需要发汗，用麻黄汤。当然还需要和桂枝汤相鉴别，因为这里只是一个脉浮或脉浮数，脉浮沉定表里，通过脉浮判断病位在表，表的治法就是汗法，所以仲景说可发汗。虽然说"宜麻黄汤"但仅仅根据脉浮，并不能确定是麻黄汤证，还要有其他的症状支持，符合麻黄汤的症状越多，诊断越准确。

第5讲：麻黄汤方证（下）

232.脉但浮，无余证者，与麻黄汤。若不尿，腹满加哕者，不治，麻黄汤。

脉但浮，没有其他症状，脉浮沉定表里，只能确定是表证，需要解表，表证又分表阳证的太阳病和表阴证的少阴病，其他症状都不明显，没有自汗，没有脉弱，那就尝试从表论治，因为表证的可能性是最大的。

若不尿，腹满加哕者，不治。仲景认为这个治疗效果不好，推测类似于目前的关格，也就是尿毒症期，上下不通，所以治疗效果不好。中医的治疗对于功能性疾病效果很好，对于肿瘤等器质性疾病，西医疗效不好，其实中医效果也差。《内经》说了，善治者治皮毛，治五脏者半死半生，要在表证的时候积极治疗，不要成了危重症进了ICU，再去治疗，疗效也好不到哪里去。反过来说，你要是在表证初期的时候妥善治疗，也不至于表证入里加重成难治疾病。往往慢性疾病多从表证误治开始的，比如类风湿性关节炎、肾炎、鼻炎、慢性咳嗽、哮喘、皮肤病等等，大多都是源自表证的误治，所以我们要重视表证的治疗。

235.阳明病，脉浮，无汗而喘者，发汗则愈，宜麻黄汤。

首先需要明确，只有表证的时候才能发汗，才能用麻黄汤。阳明病是里证，绝对不能解表发汗，不能用麻黄。桂枝下咽、阳盛则毙，同样道理，阳明病桂枝不能用，麻黄也不能用。也可以说麻黄下咽、阳盛则毙。因此阳明病是不能用麻黄汤的。我们看具体症状表现，脉浮、无汗、喘，能够看出有表证的特点，因为表证的时候可以出现脉浮、无汗、喘。法随证立，发汗则愈，说明仲景认为这是个表证。因为无汗，表实明显，用麻黄汤，不用桂枝汤。因此本条不是阳明病。不是冠名阳明病就是阳明病，我们永远只看症状，从四诊去确定六经。

36. 太阳与阳明合病，喘而胸满者，不可下，宜麻黄汤。

理解了235条，回头看36条便觉得更简单一些。太阳病可以出现喘，从脏腑角度而言，说明肺的宣发肃降失常，而肺居胸中，肺的气机宣发肃降失常，肺气不利，也会出现胸满。阳明病里热上迫于肺，里热郁阻气机，也会出现喘和胸满。所以太阳病可以出现喘、胸满，阳明病也可以出现。本条说太阳与阳明合病，属于表里合病。表里合病的治法有三种，先表后里、表里双解、先里后表，对于太阳阳明合病而言，治法只有前面的先表后里、表里双解。下法是治疗里证的，对于太阳阳明合病而言，没有先里后表的治疗，所以不能下。在阴证的合病中，有先里后表的机会，以后再讲。本条就是太阳阳明合病，先表后里治法的代表，用麻黄汤把表证解决了，再治疗阳明病，分阶段治疗。当然从理论讲，本条也有用麻杏甘石汤、大青龙汤的机会。

方从法出、法随证立，通过前面的学习，我们知道了六经体系里面，诊断最重要，只有确定了诊断，也就是中医的证，才能立法，才能选方用药。所以中医是辨证论治的。表证太阳病的典型代表就是麻黄汤证，学习麻黄汤也就是在学习表证太阳病。

掌握了麻黄汤，也就明白了表证的基本治法是汗法。呼吸系统的发热、咳痰喘，常常有表证的可能，需要重视。

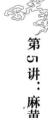

麻黄汤

麻黄三两（去节），桂枝二两（去皮），甘草一两（炙），杏仁七十个（去皮尖），

上四味，以水九升，先煮麻黄，减二升，去上沫，内诸药，煮取二升半，去滓，温服八合。覆取微似汗，不须啜粥，余如桂枝法将息。

需要注意，一个患者具备了发热恶寒、身疼痛、不汗出、脉浮紧的症状，很典型，估计学过《伤寒论》的大多都能开出麻黄汤来，但临床上见到的大多是不典型的麻黄汤。之前听过某位专家说，他临床很多年没有见过麻黄汤证，实际上麻黄汤证临床很常见，大多都是不典型的麻黄汤证。世上不缺少美，缺少的是发现美丽的眼睛。那么如何掌握呢？表证太阳病、无汗或脉浮紧，就是麻黄汤证，就可以用麻黄汤加减。

麻黄汤只有 4 味药，麻黄、桂枝、杏仁、炙甘草。有人说，我没有基础，我连麻黄、桂枝的性味都记不住，怎么办？没关系，可以把麻黄汤当作一个整体，见到一个患者，符合麻黄汤证的诊断标准，就可以直接给予麻黄汤。

表证需要解表发汗，给予麻黄汤的目的就是为了发汗。所以麻黄汤方后注说："覆取微似汗，不须啜粥，余如桂枝法将息。"麻黄汤发汗力量比桂枝汤强，虽然不须啜粥，但依然要覆取，就是温覆，盖被子休息，属于辅汗法，就是辅助达到汗出的意思。因为表证就需要发汗，不发汗，邪气怎么祛除呢，发汗是方法，目的是为了解表、祛邪。大家想想，一个麻黄汤证的患者，没有趁热服麻黄汤，服药后没有休息，而是吃冰棒冷饮、吹空调、外出散步，你说能出汗吗？不出汗，能解表吗？自然是没有疗效的。对于中医大夫而言，既是医生也是护士，这些调摄护理的注意事项都要详细交代。

从病位而言，麻黄汤代表的太阳病是表证，从病性而言，麻黄汤代表的太阳病是阳证。而阴阳具体又分为寒热、虚实，热、实属于阳证，虚、寒属于阴证。故麻黄汤代表的太阳病是表阳实热证。治法就是发汗。

有人问，麻黄汤是表阳实热证，有热，为何不清热？

这里的实，是邪气实，正气也实，正气不虚，所以不需要扶正，不需要补气温阳，只需要单纯的发汗祛邪就可以。这里的热，是发热，是表不解，正邪交争于表，欲汗出而不得汗出所致，属于郁热，并不是因为热证所致，而是因为表邪困遏体表阳气郁而发热。并非阳明病的实热，只是发热，不是热证，因此不能清热，只需要发汗，表证的郁热自然就消除了。就像冬季的被窝里面很暖和，你会赖床睡懒觉，有人把被子给掀起来，抖一抖，被窝里面的热就没了，你就睡不下去了，就是这个道理。

所以太阳病的热是不能清热的，仍然需要用辛温的药物来发汗，半表半里的热需要和解。只有里证的热才能清热，就像叶天士说在卫汗之可也，到气才可清气，也是强调有表的时候不能清热。

《内经》曰：体若燔炭，汗出而散。见到一个高热的患者，体若燔炭，只要辨证属于表证，就需要解表发汗，通过发汗达到治疗的目的。当然一定要鉴别明白是表证的发热还是半表半里证的发热，还是里证的发热，治法各不相同。

有人问，为何太阳病感受的是寒邪，表现却是表热证呢？这里的热是相对于阴证而言。第7条曰："病有发热恶寒者，发于阳也；无热恶寒者，发于阴也。"太阳病是感受寒邪，当然也是根据症状反推的，认为感受寒邪，但表现为发热，从阴阳角度而言，属于阳证、热证范畴。

清代医家钱潢曰："外邪之感，受本难知，发则可辨，因发知受。"病因的判断依据症状表现，即审证以求因。比如表现为发热、恶寒、身疼痛、不汗出、脉浮紧的患者，我们说感受了风寒邪气，表现为发热重、微恶风寒、微汗出、口微渴、舌边尖红、脉浮数，我们说他感受到风热邪气，都是从症状去反推病因病机，审证求因。

邪气我们是看不到、摸不着的，就连老百姓说的"上火"，这个"火"也是抽象的。上火可以看成一个不太完整的诊断，也是基于具体症

第 5 讲：麻黄汤方证（下）

25

状的，有了口干口苦、咽干咽痛、牙龈疼痛、口腔溃疡、目赤、头痛等，就说"上火"，实际上都是根据症状去反推内在的"火性炎上"。根据腹凉腹痛、下利清谷，用暖水袋捂一捂能够缓解，反推内在的"虚寒"，都是建立在对人体症状规律把握的基础上。再如我们去买西瓜，瞧一瞧、拍一拍，根据色泽、拍打的声音能够反推出西瓜是否成熟，又何必去切开看看呢？都是属于反推的方法。因此中医对病邪病因的认识，来自审证求因的反推法。

不反对你用感受风寒邪气的方法来理解表证，但实际上，经方并不重视病因，不管感受寒邪还是温热邪气，我们更强调辨证论治，有是证用是方。

即使是温疫，认为感受的是疫邪，是致病性更大的一种邪气，治疗同样离不开中医的辨证论治。推测病因，只是帮助我们去认识疾病，但治疗依然要落在辨证论治上面。经方辨的是六经，也就是六大类综合征，凡是符合"脉浮头项强痛而恶寒"的，即可辨证为太阳病。凡是符合胃家实的，都是阳明病。符合麻黄汤证，就用麻黄汤去治疗；符合桂枝汤证的就用桂枝汤去治疗，并不追究到底是风寒还是风热，不必多此一举。

表证是最好治疗的，就是汗法，通过发汗祛除外邪的一种方法，采用麻黄汤发汗，属于用药，在古代还有针灸，《伤寒论》里边有"烧针令其汗"的说法，可见针灸也可以发汗。古人还有一种方式就是把地烧热了，上面铺上一层稻草，让你躺在上边，盖上被子，相当于现在的桑拿，也能让人发汗。所以中医是一种治疗理念，在这个治法指导下，可以采取各种办法，泡脚、喝热水、盖被子捂一捂，甚至吃麻辣方便面等，只要达到了汗出的目的，就能解决表证的问题。在我们看来，到处都是治疗方法。没有麻黄的时候，完全可以用羌活、独活、荆芥、防风来代替发汗。

现在大街小巷有很多汗蒸馆，汗蒸会让你发汗，有表证的时候需要发汗，反之要是没有表证的时候还发汗解表，就属于治法与病证不合，方证不相应了，会出问题的。尤其像林黛玉这样的人，天天去做汗蒸，绝对不行。汗来自津液，汗为心之液，汗不仅仅是津液，津液里面还藏有阳气，所以夏季汗出后，你吹空调会觉得格外冷，就是汗出阳气也会损伤。所以学了经方，学会了辨证，你再看待一些养生方法，你就知道很多养生方法都是不对的。中医的辨证论治思想，也是一种哲学观，能让你更加清晰地看待世间疾病。

第6讲：太阳病的伤寒与中风

六经来自八纲，六经的实质是三个病位上的阴证阳证。因此在我们看来，无论何种疾病，从病位而言只有表证、里证、半表半里证三种情况。表证具体又分为表阳证和表阴证，也就是太阳病和少阴病。

表3 六经本质

病位	阳（热证、实证）	阴（寒证、虚证）
表	太阳病	少阴病
半表半里	少阳病	厥阴病
里	阳明病	太阴病

太阳病篇，张仲景有两个概念，伤寒与中风。有人解释伤寒者伤于寒邪，中风者中于风邪。我们不这么理解，我们把伤寒、中风当作太阳病的两大类型就行。

第3条：太阳病，或已发热，或未发热，必恶寒，体痛，呕逆，脉阴阳俱紧者，名为伤寒。

可见伤寒的具体症状是恶寒、体痛、呕逆、脉阴阳俱紧，通过体痛、脉阴阳俱紧，也可以反推出来患者必然是无汗的状态，因为没有汗出，正邪交争剧烈，脉就浮紧。有了汗出，邪气祛除一部分，津液随着汗出也丢失一部分，脉就会变得软或者弱，就不会浮紧有力了。所以脉紧的时候是没有汗的。可见伤寒就是典型的太阳病的麻黄汤证。这里的"脉阴阳俱紧"，脉诊的阴阳，说法不一，有种说法认为是关前为阳、关后为阴，一种说法是浮取为阳、沉取为阴。麻黄汤是典型的表证，表实证，世间所有的表证，表实的程度没有超过麻黄汤的，因此可以认为无论是关前关后、还是浮取沉取，麻黄汤证的脉都是紧的。

2. 太阳病，发热，汗出，恶风，脉缓者，名为中风。

前面刚讲了，我们在重感冒的时候是发热、恶寒、身疼痛、不汗出、脉浮紧，需要解表发汗治疗，汗出之后表证就应该痊愈了。但本条论述的是，虽然有汗出，但表证未解。此时的汗出是疾病的症状表现，虽然有汗出，但汗出的程度不够，不足达到让邪气随着汗而去的目的，所以虽然有汗出，但是表证依然存在，这种特殊情况叫中风。

前面讲过，身疼痛是表证的典型症状，身疼痛的原因就在于表证的时候津液聚集于体表、欲汗出而不得汗出所致，因为没有汗出所以脉浮紧。中风的时候，有了汗出，津液随着汗出也丢失一部分，脉就由紧变成缓或者弱，就像汽车的轮胎一样，把轮胎里面的气放出一部分，胎压就会降低。所以中风桂枝汤证的时候，身疼痛的症状不典型。

中风属于表证，症状是发热、恶风、汗出、脉缓。虽然属于太阳病，但和麻黄汤证截然不同。麻黄汤是发热、恶寒、身疼痛、无汗、脉紧，而中风是发热、恶风、汗出、脉缓。因此太阳伤寒和太阳中风的最大区别，就在于无汗和有汗的区别，无汗是伤寒，也就是麻黄汤证，有汗是中风，即桂枝汤证。因此从这个角度而言，只要确定了是太阳病，下面就看有汗还是无汗，进而确定是麻黄汤类方还是桂枝汤类方。

12. 太阳中风，阳浮而阴弱。阳浮者，热自发，阴弱者，汗自出。啬啬恶寒，淅淅恶风，翕翕发热，鼻鸣干呕者，桂枝汤主之。

桂枝三两，去皮　芍药三两　甘草二两，炙　生姜三两，切　大枣

十二枚，擘

上五味，哎咀三味，以水七升，微火煮取三升，去滓，适寒温，服一升。服已，须臾，啜热稀粥一升余，以助药力，温覆令一时许，遍身漐漐微似有汗者益佳，不可令如水流离，病必不除。若一服汗出病差，停后服，不必尽剂。若不汗，更服，依前法。又不汗，后服小促其间，半日许，令三服尽。若病重者，一日一夜服，周时观之，服一剂尽，病证犹在者，更作服。若汗不出，乃服至二、三剂。禁生冷、黏滑、肉面、五辛、酒酪、臭恶等物。

本条冠名为太阳中风，太阳中风是有汗、脉缓的。因为汗出导致了脉缓。阳、气是功能表现，津血是物质、是阴分。人体的阳和气是蕴藏在津血里面的，一杯热水，热藏在水里面，你把杯子里面的水倒掉一部分，杯子里边所蕴含的热就会减少。夏天天热，身体出了一身大汗，一吹冷风，也会浑身冷得哆嗦、起鸡皮疙瘩，就是人体的阳气随着汗出丢失，表虚所以不耐风寒。太阳中风的时候，有了汗出，津液不足，脉就变得缓或者弱了。因为是表证，所以脉仍然浮，津液丢失不足了，脉沉取力度不够，脉弱。这就是阳浮而阴弱。

"阳浮者，热自发，阴弱者，汗自出"，这里用阳浮解释发热，用阴弱解释汗出，这是古人的一种解释。可以这么理解，因为是表证，所以脉浮、发热，因为有汗出，津液不足，所以汗出、阴弱。

中风属于表证，所以有发热、恶风、恶寒的症状。此时需要注意，除了表证原因导致恶寒、恶风、发热以外，更重要的是汗出导致的津液不足，有表虚的因素，所以是"啬啬恶寒，淅淅恶风，翕翕发热"。胡老说啬啬就是哆嗦的意思，大家都有被冷风一吹身体哆嗦的经历吧，淅淅恶风是总感觉有微风吹来，甚至在没有风的时候，往往也会觉得有风袭来的感觉。翕就像小鸟的羽毛，合而不开，所以热度不高。体若燔炭，汗出而散，发热的时候，西医也会给予解热镇痛剂让身体出汗从而退热，桂枝汤证有汗出，所以发热程度是不如麻黄汤证的。

鼻鸣干呕。鼻鸣其实就是鼻子有声音，就像窗户开了一条缝，没关上，风一吹过就会发出声音一样，所以鼻鸣就是鼻塞或喷嚏，大家感冒的时候，往往有鼻塞的表现，使劲呼吸，就有鼻鸣的声音。因此鼻鸣就是指鼻塞的鼻部症状。表证除了常见的麻黄汤五个症状以外，鼻部症状也是非常常见的，比如鼻塞、流鼻涕、喷嚏。大家经常开玩笑说，打一个喷嚏有人念叨你，两个喷嚏有人骂你，连续打喷嚏就是感冒了。所以鼻部症状可以作为表证的一个诊断要点。干呕就体现了前面所讲的表证时气机向上向外的趋势，印证了第3条的"太阳病，或已发热，或未发热，必恶寒，体痛，呕逆"。

13. 太阳病，头痛，发热，汗出，恶风，桂枝汤主之。

本条的发热、恶风、头痛，足以说明是太阳病，汗出说明表不实，不能用麻黄汤，只能用桂枝汤来主之。伤寒麻黄汤证无汗、脉紧，正邪交争有力，正气不虚，是表实的代表，而中风的时候，有汗出，所以相对于伤寒的麻黄汤证而言是虚，但相对于少阴病而言，桂枝汤证又是实的。桂枝汤的虚是相对于麻黄汤证而言的，桂枝汤证还没有到需要用附子温阳的少阴病的程度。

表证需要解表发汗。麻黄汤也好，桂枝汤也好，其根本目的就在于利用药物的力量，帮助人体最终达到汗出，让邪气随着汗出而去，达到治愈疾病的目的。无论是《伤寒论》中解表的五个药物，麻黄、桂枝、葛根、生姜、葱白，还是后世常用解表的药物，如荆芥、防风、羌活、独活等，都是具有发汗作用的。

太阳病伤寒，没有汗，同时脉浮紧，正邪交争有力，正气不虚，放心大胆发汗就行，体若燔炭，汗出而散，可以一剂知两剂已。但中风该怎么治疗？中风是表证太阳病中的一个特殊类型，依然是表证范畴，治

第6讲：太阳病的伤寒与中风

法依然是发汗，只不过中风本身有汗出的症状，津液不足，而发汗就会伤津液，比较矛盾。所以不能用麻黄来解表发汗，只能用小发汗的办法，既达到让邪气随汗出而去，同时又照顾到因为汗出而有一部分津液丢失的相对虚的情况。因此叫调和，后人称为调和营卫，其实就是小发汗的方法。在桂枝汤中，用桂枝、生姜来辛温发汗解表，芍药、甘草、大枣滋补人体的津气，芍药甘草合在一起是芍药甘草汤，也是常用养阴的方剂。配伍在一起达到了既能微微发汗解表又能滋补丢失的津气，发汗而不伤津液，也是扶正祛邪的办法。

小结一下，太阳病的诊断是一个大帽子。下边具体分为两种类型，伤寒和中风，伤寒是麻黄汤证，中风是桂枝汤证。所以我们常常用麻黄汤、桂枝汤代指伤寒和中风。通过症状来看出伤寒和中风的最大的区别，其实就是无汗、有汗的区别。无汗是伤寒（太阳表实），也就是麻黄汤证；有汗是中风（太阳表虚），即桂枝汤证。因此从这个角度而言，只要确定了是太阳病，下面就看有汗还是无汗，进而确定是麻黄汤类方还是桂枝汤类方。

第7讲：桂枝汤方证（上）

我们上节课讲了太阳病的两大类型，伤寒和中风，本质就是太阳病的麻黄汤证和桂枝汤证。今天我们继续讲桂枝汤。

15. 太阳病，下之后，其气上冲者，可与桂枝汤。方用前法。若不上冲者，不得与之。

本条冠名为太阳病，我们首先想到太阳病的提纲条文，脑海中要浮现出太阳病的常见症状表现，太阳病的本质是病位在表的阳证。因为病位在表，所以治法是解表发汗，就是汗法。下法是针对里证的。太阳病给予下法的治疗是错误的，表证只能解表，不能给予下法，所以本条的太阳病，下之后，是错误的治法。

表证的症状，除了发热、恶寒、身疼痛、不汗出、脉浮紧以外，还有个非典型症状，就是呕。比如第3条的"必恶寒，体痛，呕逆"，第12条的"鼻鸣干呕"。表证的本质是正邪交争于体表，人体欲汗出而不能汗出的状态，所以表证的时候人体气机有向上向外的趋势，肺气上冲可有咳喘、胃气上冲可有呕逆。表证需要用药物帮助机体达到发汗。给予下法是错误的，违背了让邪气从表解的趋势。

关于气上冲，患者会觉得有一股气从腹部向上攻冲的感觉，是一种自我感觉，《伤寒论》对气上冲的描述其实不少，如67条"伤寒若吐、若下后，心下逆满，**气上冲胸**"。117 条的"烧针令其汗，针处被寒，核起而赤者，必发奔豚。**气从少腹上冲心者**"。166 条"**气上冲喉咽，不得息者**"。包括奔豚病的"**从少腹起，上冲咽喉，发作欲死**"。"**奔豚气上冲胸**"等。

气上冲我们知道也是一种气机向上，结合前面对呕的病机解释，说明人体气机向上向外的趋势仍然存在，说明仍有从表解的可能。表证虽然给予错误的下法，气上冲，说明仍然存在从表解的可能，所以仲景说可与桂枝汤。为什么不给麻黄汤呢？因为汗、吐、下三法都会伤人的津液，本条的"太阳病下之后"，太阳病给予错误下法治疗，人体津液损伤不足，所以给予解表发汗而不伤津液的桂枝汤，而不是麻黄汤。因为桂枝汤里面除了桂枝、生姜解表发汗，还有芍药、甘草、大枣养津液。

若不上冲者，不得与之。有气上冲，可与桂枝汤，若不上冲，说明人体没有气机向上向外的趋势，说明没有从表解的存在。也就是说下法导致了邪入于里或半表半里。没有表证，自然不能用桂枝汤解表了。因此大家一定要牢记，三个病位的治疗原则一定不能出错，有表解表不能治里，里证没表就不能解表。

条文里面提到"方用前法"。就是前面第 12 条桂枝汤方后注里面提到的服药方法。今天详细说一下。桂枝汤的目的是为了发汗，而桂枝汤的发汗力度比较弱，所以需要加上一些辅助的办法达到汗出。比如我们自己感冒发热，为了出汗，我们都采用过一些方法，比如趁热服药，服药后穿得暖暖的，或者盖被子休息，再喝点热水，目的都是为了汗出。仲景在 12 条方后注里面提到"啜热稀粥一升余""温覆令一时许"，目的是为了"以助药力"，达到"遍身漐漐微似有汗者益佳"的发汗解表目的；"若不汗更服""若汗不出，乃服至二三剂"，都在强调服药之后务必见汗，更服的目的是为了达到汗出。

啜热稀粥一升余，热稀粥一升里面最主要的成分是热水，一方面借助热粥、热水的阳热之气提供热量，同时借助热粥、热水提供作汗之源，以达到辅助汗出的目的。五苓散也有"多饮暖水，汗出愈"的描述。多饮暖水的作用类似于啜热稀粥。啜热稀粥、多饮暖水的目的皆在于增强发汗之力。临床中如果没有条件啜粥的时候，往往嘱咐患者多饮热水。温覆目的在于提供一个相对温暖的环境，血得温则行，得寒则凝，在温暖环境下，容易鼓舞正气与邪相争，从而更好地达到汗出效果。温覆令一时许，以达到遍身漐漐微似有汗者益佳的目的。在第276条桂枝汤方后注更是明确指出"温覆取汗"。

　　仲景写《伤寒论》的时候，用的是竹简，把竹简卷起来，所以叫卷。写字不容易，在桂枝汤方后注，不厌其烦地详细描述服法，从而可见服法的重要性，而这恰恰是大家容易忽略的地方。从桂枝汤方后注，仲景明确指出了临床常用的辅汗法，如：啜热稀粥一升余、温覆令一时许、若不汗更服。同时在其他具有解表作用的方剂方后注中，也有详细描述。已故的河北省国医大师李士懋教授将啜粥、温覆、连服归纳为辅汗三法。麻黄汤第35条方后注说"覆取微似汗，不须啜粥，余如桂枝法将息"。麻黄汤发汗力量比桂枝汤强，依然要覆取温覆的辅汗法。因此，凡是在表证的治疗中，需要解表发汗的治法，都可以合入辅汗法，以达到更好地解表发汗的治疗目的。

　　16. 太阳病三日，已发汗，若吐，若下，若温针，仍不解者，此为坏病，桂枝不中与之也。观其脉证，知犯何逆，随证治之。桂枝本为解肌，若其人脉浮紧，发热汗不出者，不可与之也。常须识此，勿令误也。

　　太阳病三日，经过汗吐下、温针各种办法治疗，导致表证误治，出现了变证、坏证，仲景说此为坏病，已经不是表证了，自然不能用桂枝汤治疗了。怎么办呢？就像我们遇到一个新的疾病，没有见过，比如新型冠状病毒，怎么办呢？还是那句话，辨证论治是中医的灵魂与精髓，观其脉证，知犯何逆，随证治之。就是辨证论治的意思。麻黄汤、桂枝汤解表，麻黄汤针对的是太阳病表实，所以脉浮紧、无汗，而桂枝汤是太阳病相对表虚，所以是脉浮缓或浮弱、有汗出。这里的"若其人脉浮紧，发热汗不出者"，明显是麻黄汤证，不是桂枝汤证，所以不可与之（桂枝汤）。表证需要解表，但需要辨别是麻黄汤证还是桂枝汤证，不能用错。这就是胡希恕先生提出来的先辨六经、继辨方证的思路。至于这里的"桂枝本为解肌"，只是解释桂枝汤证的特点，就是发热、恶风、有汗出、脉浮缓。若麻黄汤的发热、恶寒、无汗、脉浮紧，就是解表。

54. 病人脏无他病，时发热、自汗出，而不愈者，此卫气不和也。先其时发汗则愈，宜桂枝汤。

在我们看来病位只有表证、里证、半表半里证，其中里证、半表半里证相对于于表证而言，都是里的范畴。病人脏无他病，说明里部没有问题，病不在里就在表，说明是个表证。具体症状表现为"发热、自汗出"，前面提到，太阳病的两大类型，就是有汗的桂枝汤和无汗的麻黄汤。这里的有汗出，就是桂枝汤方证。所以"先其时发汗则愈，宜桂枝汤"。这样来理解，就会觉得很简单。而本条也可以看作仲景临床的一个医案，通过这个医案来揣摩仲景的临床思路，就是先辨病位，通过"不在里"的论述，说明在表，表证见到"自汗出"，说明不是麻黄汤类方，而是桂枝汤类方。所以给予桂枝汤治疗。至于"此卫气不和也"，是为了解释发热、自汗出的病机，并不重要。

53. 病常自汗出者，此为荣气和，荣气和者，外不谐，以卫气不共荣气谐和故尔。以荣行脉中，卫行脉外。复发其汗，荣卫和则愈。宜桂枝汤。

本条可以和上条一起来看，还是把本条看作一个医案，一个患者，病常自汗出，没有其他里证问题，因为汗出是体表的问题，所以是表证，表证的时候要看有汗还是无汗，有汗桂枝，无汗麻黄，所以这是个桂枝汤方证，宜桂枝汤。至于条文中一大段的关于荣气、卫气的解释，其实不重要。重要的是掌握仲景怎么辨出这是桂枝汤证。

小结一下。有些条文可以看作是仲景的医案，通过仲景的医案来学习掌握仲景的临床思维。归根结底还是辨病位、辨病性。病位是表证、里证、半表半里证。每一个病位的治法都是固定的，不能出错。表证只能解表，不能给予攻下等里证的治法。有表解表，没表不能解表。其中表证太阳病的时候，重点关注有汗还是无汗，也是鉴别桂枝汤、麻黄汤方证的关键点。

第8讲：桂枝汤方证（中）

麻黄汤和桂枝汤是太阳病的基本方证。太阳病分为伤寒和中风，也就是麻黄汤证和桂枝汤证。桂枝汤证的常见特点就是发热、恶风、有汗出、脉浮缓。而与此对应的麻黄汤证的常见特点是发热、恶寒、身疼痛、不汗出、脉浮紧。

表4　太阳病麻黄汤、桂枝汤症状鉴别

伤寒	发热	恶寒	身疼痛	不汗出	脉浮紧	麻黄汤
中风	发热	恶风	——	汗出	脉浮缓	桂枝汤

上述症状特点，也可以说是诊断要点。其中麻黄汤、桂枝汤最大的鉴别点在于有无汗出，有汗是桂枝汤、无汗是麻黄汤。因为无汗，津液相对充足，所以身疼痛、脉浮紧，因为有汗，津液有所丢失，所以脉浮缓或浮弱，身疼痛症状不明显，所以在桂枝汤条文中只有一个头痛的描述，并无其他身疼痛的症状。

95. 太阳病，发热汗出者，此为荣弱卫强，故使汗出，欲救邪风者，宜桂枝汤。

太阳病主要分为两大类型，麻黄汤证和桂枝汤证，有汗用桂枝汤类方，无汗用麻黄汤类方。第95条，张仲景说这是太阳病，具体症状为发热、汗出，所以我们就直接确定了这是桂枝汤方证。至于后面的"此为荣弱卫强，故使汗出"都是病机解释，并不重要。第53条说"荣行脉中，卫行脉外"，荣弱卫强，荣弱就是津血不足，荣卫不和，用桂枝汤微微发汗，使荣卫和则愈。

荣卫不和是一种理论解释，我们可以不用管，因为经方更多的时候，是观其脉证，知犯何逆，随证治之。还是通过具体的四诊症状来判断出六经和方证。有是证用是方。

42. 太阳病，外证未解，脉浮弱者，当以汗解，宜桂枝汤。

《伤寒论》里边有表证，也有外证的描述，也有内、外的说法。我们拓展一下关于表证和外证。

论中对于表证的描述，具体有：表证仍在、病在表、表未解也、欲攻其表、表里俱虚、阳气怫郁在表、汗出表和故也、表解而不了了者、须表里实、表虚里实、表里俱热、其表不解、无表证者、仍在表也、无表里证、表证仍在、当先解表、解表宜桂枝汤、伤寒表不解、不可攻表、急当救表、救表宜桂枝汤、表热里寒、乃攻其表、攻表宜桂枝汤、无表证、表里不解者、有表里证、表解者乃可攻之、表解里未和也。

论中对于外证的描述，具体有：外证未解、欲解外者、浮为在外、当须解外则愈、当消息和解其外、此外欲解、其外不解者、当先解其外、外解已、外证未解、欲解外者、以内外俱虚故也、内寒外热、里寒外热、外证未除、其人外气怫郁、外已解也、外不解、先宜服小柴胡汤以解外、外证未去者、不得复有外证、此为半在里半在外也。

太阳病的病位在表，属于表证。第42条、44条都有外证未解。我们会发现在《伤寒论》里边，病位分为表、里、半表半里。所以我们说表证、里证、半表半里证。这里的外证其实就是表证的意思。表和里对应，内和外对应。表和外是一个意思，里和内是一个意思，所以在第

148 条有"半在里半在外"的说法，就是半在里半在表，所以半表半里出自第 148 条。

有表证（外证）就需要解表，解表就是汗法。所以第 42 条说，太阳病，外证未解，治法是当以汗解。而太阳病里面，发汗解表的方剂主要分为麻黄汤和桂枝汤两大类型，具体如何辨是麻黄汤证还是桂枝汤证？就需要牢牢掌握二者的鉴别点，就是在太阳病的基础上，无汗用麻黄汤、有汗用桂枝汤。第 42 条虽然没有提有无汗出，但是提到了"脉浮弱者"。无汗的时候津液相对充足，正气充足，正邪交争有力，所以恶寒、身疼痛、脉浮紧。有汗的时候津液相对不足，所以脉浮缓或浮弱。通过这里的脉浮弱，我们能够反推出来其实是有汗的，脉浮弱是因为汗出导致津液有所丢失，所以本条是桂枝汤方证而不是麻黄汤方证。用桂枝汤微微发汗而不伤人体的津液。

44. 太阳病，外证未解，不可下也，下之为逆，欲解外者，宜桂枝汤。

第 44 条也是一样的，太阳病，外证未解，也就是表证存在，有表就需要解表。下法是针对里证的，所以外证未解不可下也，下之为逆。仍然需要解表，也就是解外。太阳病的解表，无非是麻黄或者桂枝类方。需要通过有汗无汗或者脉浮紧、脉浮弱判断。根据仲景说宜桂枝汤来推测，可能同时伴有汗出或脉浮弱。可以和第 42 条结合起来看。假如 44 条脉不弱，而是恶寒、脉浮紧，麻黄汤照样可以给服。

45. 太阳病，先发汗不解，而复下之，脉浮者不愈。浮为在外，而反下之，故令不愈。今脉浮，故在外，当须解外则愈，宜桂枝汤。

太阳病病位在表，应该发汗，但是发汗之后不解。自仲景起才有半表半里的病位概念。在仲景之前，古人认为病位只有表里，发汗就能解决表证的问题。通过"先发汗不解"，所以古人认为病位不在表，不在表就在里，所以给予里证的治法就是下法。这就是"先发汗不解，而复下之"的逻辑。

六经来自八纲。辨六经的本质就是辨病位的表、里、半表半里，辨病性的阴阳，具体为寒热、虚实。通过四诊达到辨六经，舌脉也是为辨六经服务的。脉诊如何确定六经呢？重点有三句话，大家牢牢记住。脉浮沉定表里，脉迟数定寒热，脉沉取有力无力定虚实。本条的脉浮，说明病位在表，是表证。表证不能给予下法。所以本条说"浮为在外，而反下之，故令不愈"。怎么办呢？既然脉浮，故在外，当须解外则愈。也就是给予解表的汗法即可。下一步，继续辨方证，是麻黄汤还是桂枝汤方证？因为先发过汗，然后又复下之，损伤了津液正气，是相对虚损的状态，所以不用麻黄汤而用桂枝汤。

57. 伤寒发汗已解，半日许复烦，脉浮数者，可更发汗，宜桂枝汤。

一般表证的时候，通过发汗都能解决问题，部分情况下，发汗后表证也缓解了，过了半日，复烦。这里是脉浮数，没有提脉浮紧还是脉浮缓，也没有提此时有汗还是无汗，确定不了是麻黄汤还是桂枝汤。最起码没有明显的麻黄汤证。那就根据下面的一条原则：已发汗后，不用麻黄。因为发汗后津液已伤。不论是经方的重阳，还是温病的重阴思想，关注的都是津液。但这句话也不是绝对的。经常有人问我，服完麻黄汤后，发过汗了，还能继续用麻黄汤吗？要看情况，比如服麻黄汤后，也出汗了，症状缓解了，但麻黄汤证依然存在，表现为无汗、脉浮紧，仍然需要继续给予麻黄汤，因为我们是辨证论治的，有是证用是方。但麻黄汤的剂量需要减量，同时一定注意见汗止后服、不能过汗大汗。

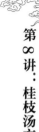

234. 阳明病，脉迟，汗出多，微恶寒者，表未解也，可发汗，宜桂枝汤。

276. 太阴病，脉浮者，可发汗，宜桂枝汤。

这两条一个冠名阳明病，一个冠名太阴病，我们还要把它当作一个具体的病例。第234条的症状是脉迟、汗出多、微恶寒。单纯看这三个症状，可以见于太阴病。太阴病里虚寒，也就是阳虚，可以表现为脉迟，脉迟数定寒热，脉数为热，脉迟为寒。同时阳虚不能固摄津液，表现为体表自汗。阳虚的时候自然就会有恶寒的表现，汗出之后会更加明显。所以脉迟、汗出多、微恶寒，可以见于太阴病。

但是本条冠名的是阳明病。可能是这个患者有一些阳明病的表现，阳明病是里实热证，脉沉数有力才对，阳明病热盛，可以逼迫津液外泄表现为汗出多、微恶寒，比如第169条"伤寒无大热，口燥渴，心烦，背微恶寒者，白虎加人参汤主之"。但根据本条的脉迟，就知道这不是一个真正的阳明病。仲景认为这是表未解，也就是表证。但是上述三个症状对表证的诊断依据不足，应该还存在其他症状表现才能确定。关键看下面，仲景认为这是表未解。那有表就解表，解表就是发汗。本条有汗出，同时脉迟，说明津液虚损不足，那就是桂枝汤证，所以仲景给予桂枝汤。可见仲景的临床思路很清晰，先辨认出这是表证，表证的治法是固定且唯一的，就是发汗，然后再辨是麻黄汤证还是桂枝汤证。若脉迟或弱明显，也可以再加附子，即桂枝加附子汤。

第276条冠名太阴病，只有一个脉浮的症状，给予的治疗是可发汗、宜桂枝汤，说明仲景认为本条是表证，且津液不足，因此推测来看，应该存在汗出或脉浮缓或脉浮弱的情况。而本条冠名为太阴病，说明可能存在太阴病的下利的情况。也就是太阴病基础上，表证未解，因津液不足，所以用桂枝汤。符合桂枝汤的方证特点。

大家注意，在《伤寒论》中，表里合病，常见太阳阳明合病和太阳太阴合病。其中太阳阳明合病的治疗有两种情况，第一种是先解表，表解之后再治里，先表后里；第 2 种是表里双解；而太阳太阴合病在上述 2 种治疗策略基础上，还有第 3 种特殊情况，那就是里证急迫明显的时候，可以先里后表。

无论是阳明病还是太阴病，只要有表，那就可以先表后里或表里双解。第 234、276 条其实讲述的主要还是治疗策略问题，先解表，表解再治里。麻黄汤和桂枝汤鉴别的关键点在于无汗、有汗，本质上也是津液虚不虚的问题。234 条的脉迟、276 条的太阴病，说明津液不足，所以解表用桂枝汤，不用麻黄汤。

桂枝汤证的诊断要点就是桂枝汤证的常见症状表现，需要和麻黄汤证对应来看，本节课开篇的表（太阳病麻黄汤、桂枝汤鉴别）的症状，需要大家牢记。另外根据病机来诊断，只要是太阳病，津液不足，就是桂枝汤证。需要注意，津液不足常常表现为汗出，所以太阳病＋汗出＝桂枝汤，太阳病＋无汗＝麻黄汤。当然津液不足也可以表现为脉浮缓、浮弱。或者本身津液不足（太阴病）基础上的太阳病。都是桂枝汤证。

第9讲：桂枝汤方证（下）

大家也发现《伤寒论》涉及桂枝汤的条文有 17 条，涉及麻黄汤的条文 9 条，桂枝汤的条文远比麻黄汤多。麻黄汤的症状典型，治法单纯，辛温解表发汗就行。而桂枝汤涉及的理念更复杂一些，不仅小量发汗，而且小量发汗的同时还要养津液益气。所以桂枝汤方证，需要引起大家的重视。

387. 吐利止，而身痛不休者，当消息和解其外，宜桂枝汤小和之。

汗吐下三法，虽然是祛邪的好办法，但是也容易伤人的津液。我们要始终关注人体津液的问题，为什么呢，因为阳气是藏在津液里面的，津液虚了阳气自然也会虚的。这就是吐利丢失的不仅仅是津液，更多的是阳与气，因此好汉不禁三回拉，腹泻几次就虚了。

本条的吐利，又吐又利，说明要关注津液不足的问题了。吐利是里证的表现，吐利止，说明里证目前相对平和，此时身痛不休，身痛也是表证的典型特点，之前讲麻黄汤证的时候，说典型表证为发热、恶寒、身疼痛、不汗出、脉浮紧，也是表证的诊断要点。此时吐利止，里证相对平和，通过身痛不休，认为表证存在，而此时津液虚损，所以用桂枝汤。当消息和解其外，宜桂枝汤小和之。如果身痛明显，且脉沉弱，也可以考虑桂枝新加汤。

62. 发汗后，身疼痛，脉沉迟者，桂枝加芍药生姜各一两人参三两新加汤主之。

和，是个有大智慧的字。人体生病的原因在于阴阳失和。和，是动词，是调和的意思，使之恢复平和、协和的状态，健康的状态。病位在表，可以用汗法，让邪气从表而去，病位在里，则通过吐、下祛邪。邪不在表不在里，不能采用汗、吐、下三法，只能通过和解的办法，因此半表半里的治法被称为和法。

第53条：复发其汗，荣卫和则愈。宜桂枝汤。

第58条：凡病若发汗、若吐、若下、若亡血、亡津液、阴阳自和者，必自愈。

第387条：吐利止，而身痛不休者，当消息和解其外，宜桂枝汤小和之。

中医治疗的目的也是通过各种办法，寒者热之，热者寒之，虚则补之，实则泻之，恢复人体平和的状态。从这个角度而言，汗吐下和温清消补的八法，都属于广义的和法范畴。狭义的和法是半表半里的治法。

24. 太阳病，初服桂枝汤，反烦不解者，先刺风池、风府，却与桂枝汤则愈。

太阳病，当解表，服桂枝汤后表不解，反而出现了烦的症状。可能是这个表证相对重，而桂枝汤的解表力度相对弱的缘故，想发汗却发不出来，出现了烦，也是病重药轻所致的表不解。

这时候应该怎么办呢？张仲景提出来一个先刺风池穴、风府穴的办法。大家有没有发现，在感冒的时候，风池、风府穴位附近的肌肉酸胀疼痛明显，针刺风池风府，甚至直接揉按也行，一定程度上能够宣散气机、缓解表证的作用，然后再予桂枝汤发汗则愈。

17. 若酒客病，不可与桂枝汤，得之则呕，以酒客不喜甘故也。

酒客，就是经常喝酒的人，《伤寒论》里面还有淋家、疮家、衄家的论述，也都是类似的意思。经常流鼻血的人才能称得上是衄家，偶尔一次鼻衄不是衄家。酒是粮食酿造，属湿热之品，喝完酒浑身暖和、甚至面红目赤、脾气暴躁、发酒疯等都说明酒性温热，酒入药也利用酒的辛温通达作用。酒客，经常喝酒的人，体内湿热的特点都比较明显，往往都是舌质偏红，苔多黄厚腻，酒精性脂肪肝、酒精性肝硬化的发生率还是比较高的。酒客的基础上得了表证，就不是一个单纯的表证，而是内伤基础上的一个外感病，是表里合病。外有太阳表证，内有湿热，当属于阳明太阴合病，热属阳明，湿为阴邪属太阴。里边是湿热，而桂枝汤本身是偏辛温补益的，会加重里边的湿热，所以与桂枝汤，得之则呕。

解表的时候人体气机都是向上向外的，桂枝汤辛温加重里面的湿热，湿热随着气机向上，胃气上逆则呕。解释说酒客不喜甘故也。反过来说，酒客应该就是喜偏寒之品，所以治疗湿热证的时候，都是偏苦寒清热祛湿的。

19. 凡服桂枝汤吐者，其后必吐脓血也。

本条可以和第17条结合起来看，仲景在317条方后注强调说"病皆与方相应者，乃服之"。强调方证相应，服桂枝汤出现了呕、吐脓血，那就说明桂枝汤并不合适，方证不相应。吐脓血多属于热盛动血，本来是湿热证或里热证的基础上，出现了表证，属于表里合病，太阳阳明合病，这时候应该表里双解，如果单纯地给予桂枝汤辛温解表就不合适。古人也说了，桂枝下咽阳盛则毙。里实热证，服桂枝汤，其后必吐脓血，归根结底还是说明辨证有误，太阳阳明合病的时候，你辨出了有太阳病，用桂枝汤解表，而忽略了阳明病，忽略了阳明病的治法，就是辨证不正确，方证不相应，导致的临床误治，出现了变证、坏证。所以我们反复强调，方从法出、法随证立，首先辨证一定要准确。

桂枝汤和麻黄汤都属于太阳病，桂枝汤相对麻黄汤而言，是津液相对不足的表证，所以辛温解表的同时还有补益的作用。那什么时候不能用桂枝汤？第一，没有表证的时候坚决不能用，第二，表证的时候，津液不虚的时候，比如麻黄汤证，也不能用桂枝汤。第三，里边有热证的时候，即使有病邪在表的桂枝汤证，也一定要注意不能单纯地用桂枝汤（麻黄汤）。因为桂枝下咽、阳盛则毙，辛温的桂枝汤（麻黄汤）会加重里热，导致热盛迫血妄行。

大家想为什么温病学派不用麻黄、桂枝，畏麻桂如虎呢？因为温病感受温邪，属温热类疾病，热重容易伤津耗液，在六经看来多属阳明，所以陆九芝说"阳明为成温之薮"。温病是热证，即使在疾病初期阶段，在卫分的时候有表证存在，麻黄、桂枝这样的辛温药物虽然能解表，但是也能够助热，犹如抱薪救火。所以温病学派，一般不喜欢用麻黄桂枝来解表，甚至连荆芥都不用，如银翘散中用荆芥穗来替代荆芥。

在我们看来，如果表里合病存在，有表还是需要解表的，有麻黄汤、桂枝汤证存在的时候，该用还要用，但用了麻黄、桂枝又担心加重里热，怎么办呢？辨证论治，既然有里证的热，那就在麻黄、桂枝解表的基础上合入清解里热的治法。比如石膏配伍麻黄的思路。就是既能解表又不加重里热的复合治法，表里双解，就避免了"凡服桂枝汤吐者，其后必吐脓血也"。

桂枝汤条文我们讲完了。太阳病在《伤寒论》中篇幅很大，实际上太阳病很简单，就是病位在表的阳证。有表就解表，解表就离不开麻黄、桂枝、葛根、生姜、葱白。这是仲景常用于解表的 5 个药物。当然后世的羌活、独活、荆芥、防风等都可以纳入进来，以扩展我们的药证、

第 9 讲 ·· 桂枝汤方证（下）

方证。

太阳病主要就两个方证，麻黄汤、桂枝汤，也是伤寒和中风的代表。麻黄汤的典型表现是发热、恶寒、身疼痛、不汗出、脉浮紧；桂枝汤的典型表现是发热、恶风、有汗出、脉浮缓或浮弱。麻黄汤、桂枝汤鉴别点在于无汗、有汗，也就是通常所谓的有汗用桂枝、无汗用麻黄。需要注意，这是针对单纯表证而言的。如果表里合病，又不尽然，比如表里合病的麻杏甘石汤、越婢汤也会有汗出，汗出的机理和表证不一样。

麻黄汤、桂枝汤的鉴别点在于无汗、有汗，反映的是津液足或不足，表证的本质是津液聚集于体表欲汗出而不得汗出的病理状态，麻黄汤没有汗，所以表实，津液正气不虚，直接辛温发汗即可。而桂枝汤有汗出，津液正气有所不足，虽有汗出但邪气未去，所以仍需要解表发汗，但津液正气相对麻黄汤为虚，还需要合入芍药、甘草、大枣以养阴益气，扶正祛邪，微发其汗。

太阳病是表阳（热、实）证。但桂枝汤相对于麻黄汤为虚。这里的热是表不解所致，不需要清热，只需要解表，汗出而散。从病机而言，太阳病基础上，表实，表现为无汗、脉浮紧的，就是麻黄汤证。太阳病基础上，表相对虚，表现为有汗、脉浮缓或浮弱的，就是桂枝汤证。

第 10 讲：表证诊断标准及麻黄汤、桂枝汤的鉴别要点

通过前面的课程，我们深入讲解了太阳病的麻黄汤方证和桂枝汤方证。我们能够得出以下结论。①太阳病的病位在表，所以治法为发汗解表。②太阳病是病位在表的阳证，是表阳证。而阳证多实证、热证。因此太阳病的本质是表阳实热证。③太阳病是表阳实热证，这里的实指的是正气不虚。祛邪与扶正贯穿中医治疗过程，从祛邪与扶正角度来看，太阳病的正气不虚，不需要扶正，直接解表发汗即可。④麻黄汤为表实证的代表，桂枝汤相对于麻黄汤证而言为虚，但相对于阴证而言仍属于阳证，仍然是太阳病表实证的范畴。⑤太阳病是表热证，这里的热是表不解所致，表解则热退，不需要寒凉清热，仍然需要解表发汗。

表证的常见诊断表证为：

1. 以麻黄汤为典型代表的，发热、恶寒或恶风、身疼痛、不汗出、脉浮紧。

2. 鼻部症状，如鼻塞流鼻涕打喷嚏。

3. 四肢肌肉体表的疼、重、痒、肿，提示存在表证。

4. 急性的、外感的、发热的、四肢体表、呼吸系统疾病，需要高度关注有无表证。

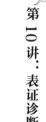

关于身痒，稍作解释。后世多从疏风止痒的角度去治疗皮肤痒症，如皮科常用方消风散，用荆芥、防风，就是通过解表达到治痒，当然古人叫疏风，是一个意思，疏风就是解表。当前有人提出银屑病用汗法治疗，都能够帮助我们理解痒和表证的关系。第23条曰"以其不能得小汗出，身必痒"。也指出了痒在于不能得小汗出，即表不解，属于表证。

许叔微是宋代研究《伤寒论》的大家之一，《伤寒百证歌》《伤寒发微论》《伤寒九十论》奠定了其在伤寒学术领域的地位，被后世尊为经方派的代表。清代徐彬曾曰："古来伤寒之圣，唯张仲景，其能推尊仲景而发明者，唯许叔微为最。"许叔微《伤寒九十论》，其实是九十个医案或医论，适当加以发挥论述，故书名《伤寒九十论》，现摘录其中桂枝汤、麻黄汤医案，以体现其临床思维。

案例1：庚戌五月，李氏病伤寒，身热头痛无汗，浑身疼痛，脉浮大而紧。予投以麻黄汤，数服终不得汗，又多用张苗烧蒸之法，而亦不得。予教令刺阳明，少间汗出遍身，一时间是夕身凉病退。

本案的辨证要点为发热、恶寒、身疼痛、无汗、脉浮紧。如果大家对麻黄汤方证非常熟悉，一看就是典型的麻黄汤方证。如果不熟悉的话，我们可以辨病位、辨病性。如何能够辨别这是个表证呢？前提是你需要牢牢掌握表证的诊断标准，拿表证的诊断标准来判定患者是否符合。符合表证诊断标准的，就是表证，不符合的就排除了表证。

患者有发热恶寒、身疼痛、不汗出、脉浮，都是符合表证的诊断标准，所以辨证为表证，因脉紧，紧是紧张有力，正气不虚，为实证，故属于表阳证。因无汗、脉紧，故为麻黄汤方证。我们临床中，对于疑难病例，都可以一步一步地诊断下来。解表就需要发汗，服麻黄汤后不得汗，所以表不解，此时针刺阳明，类似于第24条桂枝汤条文的针风池风府的意思，都是有助于缓解表证。本案服麻黄汤不解，可能存在解表力度弱的缘故，所以解表的时候，剂量略大一些，有助于更好地达到汗出表解的治疗目的，但是要把握住见汗止后服的原则。

案例2：己酉，王仲贤患伤寒，发热头痛，不恶风，身无汗，烦闷，脉浮而紧，八九日不退。予诊之曰：麻黄证也。所感多热，是以烦躁，遂投以麻黄汤三服。至暮，烦愈甚，手足躁乱，扬踯不止。或以为发狂，须用寒药。予争之曰：此汗证也，幸勿忧，切忌乱服药。守一时须稍定，比寐少时中汗出矣。仲景云至六七日，三部大、手足躁乱者，欲解也，盖谓此耳。若行寒剂，定是医杀。

本案的辨证要点为发热、头痛、无汗、脉浮紧，所以病位在表。脉紧为正气不虚，所以是表阳证。因恶寒、脉紧，故为麻黄汤方证。这里的烦躁，不除外是大青龙汤方证，但临床上欲汗而不得汗的时候，也往往有烦躁表现。服麻黄汤三服才发汗，估计是病重药轻，发热的时候，患者都比较着急，如果麻黄汤证，你不能让患者尽快汗出表解热退，可能第二天就换大夫，不来找你复诊了，所以在此强调，辨证准确的前提下，太阳病解表的力度适当增大一些，尽快达到汗出表解的治疗目的。如果烦躁，属热证，可以再加入生石膏。

案例3：羽流病伤寒，身热头痛，无汗，脉浮紧。予诊之曰：邪在表，此表实证也，当汗之。以麻黄辈，数日愈。

本案的辨证要点是身热、头痛、无汗、脉浮紧，病位在表，脉紧为不虚，故属表实证、表阳证，辨证为太阳病。表证治法为汗法，因属阳证，故直接辛温发汗。因无汗、脉浮紧，故麻黄汤辛温发汗。

案例4：里人秦氏子得伤寒，发热，身疼，骨节疼痛，恶风无汗。或者劝其不须服药，待其自安。如是半月矣，而病不除。不得已召医治之，医至问日数，又不审其脉与外证，但云已过期矣，不可汗下矣，且与调气药以正气。复延予，予诊其脉，浮涩而紧大。此麻黄证无疑者，但恐当汗不汗化为衄血，必有是证，言未已，衄血作，予急以麻黄汤与之，继之以犀角地黄汤，血止汗解愈。

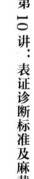

本案的辨证要点为发热、恶风、身疼、骨节疼痛、无汗、脉浮紧大。临床辨证不拘泥于时日，更多还是有是证用是方。故辨证为表阳证的太阳病，因无汗、脉浮紧大，属麻黄汤方证。衄血是因为表不解，阳热无所出路，以红汗形式祛邪所致。先用麻黄汤发汗解表，再用犀角地黄汤凉血清热，属表里先后治法，不如直接采用大青龙汤表里双解。

案例5：有豪子病伤寒，脉浮而长，喘而胸满，身热头疼，腰脊强，鼻干，不得眠。予曰：太阳阳明合病证。仲景法中有三证，下利者葛根汤，不下利呕逆者加半夏，喘而胸满者麻黄汤也。治以麻黄汤，得汗而解。

本案辨证要点为身热、头痛、腰脊强、脉浮长。辨证为表证。脉无虚象，故属表阳证，太阳病。头痛、腰脊强，之前讲过身疼痛和无汗的关系，因此推测本案应该无汗，予麻黄汤方，得汗而解。

案例6：乡人吴德甫得伤寒，身热，自汗，恶风，鼻出涕，关以上浮，关以下弱。予曰：此桂枝证也，仲景法中第一方而世人不究耳，使公服之。一啜而微汗解，翌日诸苦顿除。

本案，身热、恶风、自汗、关以上浮，加上鼻部症状，辨证病位在表，因为有汗出、关以下弱，津液不足，故属于太阳病桂枝汤证。微汗出而解，诸苦顿除。

案例7：里间张太医家，一妇病伤寒，发热，恶风，自汗，脉浮而弱。予曰：当服桂枝。彼云家有自合者，予令三啜之，而病不除。予询其药中用肉桂耳。予曰：肉桂与桂枝不同，予自治以桂枝汤，一啜而解。

本案辨证要点为发热、恶风、自汗、脉浮，属表证。因有汗出，津液不足，脉浮而弱，属桂枝汤方证。注意桂枝汤中用桂枝不是肉桂。

案例8：人患发热、恶寒、自汗，脉浮而微弱。予以三服桂枝投之，遂愈。仲景云太阳中风，阳浮而阴弱者，汗自出，啬啬恶寒，渐渐恶风，翕翕发热，宜桂枝汤。

本案辨证要点为发热、恶寒、自汗、脉浮，属表证。有汗出、脉浮弱，是桂枝汤方证。

在《伤寒论》中，太阳病包含太阳中风与太阳伤寒。分别以桂枝汤、麻黄汤为代表。也正是在麻黄汤案例3后面，许叔微提出了："大抵调治伤寒，先要明表里虚实。能明此四字，则仲景三百九十七法，可坐而定也。何以明之？有表实，有表虚，有里实，有里虚，有表里俱实，有表里俱虚。予于表里虚实百证歌中，尝论之矣。仲景麻黄汤类为表实而设也；桂枝汤类为表虚而设也；里实承气之类。里虚四逆、理中之类。表里俱实，所谓阳盛阴虚，下之则愈也。表里俱虚，所谓阴盛阳虚，汗之则愈也。"

所以许叔微也是强调辨病位的表、里，辨病性的虚、实。我们现在其实比许叔微更高了一层，虚实辨证的更高一层是辨阴阳。阴阳具体体现在寒热、虚实上面。通过辨寒热、辨虚实来达到辨阴阳的目的。和寒热比较起来，虚实对辨阴阳而言，权重更高一些。所以许叔微强调辨病性的虚实。

麻黄汤、桂枝汤证都是表证太阳病，共同点为：发热、恶寒、身疼痛、脉浮，当然麻黄汤证的身体疼痛较重，甚至出现了一身尽痛。二者最大区别在于：桂枝汤为汗出、脉浮缓或弱；麻黄汤为无汗、脉浮紧。正如历代医家所谓的"表证有汗用桂枝，无汗用麻黄"。

桂枝汤证，因汗出造成体表津液损伤、腠理开泄，故桂枝汤证相对于麻黄汤证为虚，麻黄汤证相对于桂枝汤证为实，前者为调和营卫，后者为辛温解表发汗。历代注家以病因作解，有"中风者中于风，伤寒者伤于寒"之谓，其实中风、伤寒只是太阳病的两种症状反应，即根据正邪斗争结果而分的两种太阳病的类型。我们不用刻意去追问到底感受风邪还是寒邪，我们更多是辨证论治的，有是证用是方。

第 10 讲：表证诊断标准及麻黄汤、桂枝汤的鉴别要点

表5 太阳病麻黄汤、桂枝汤方证鉴别

伤寒	发热	恶寒	身疼痛	不汗出	脉浮紧	太阳病表实证	辛温发汗	麻黄汤
中风	发热	恶风	－	汗出	脉浮缓或弱	太阳病表虚证	调和营卫	桂枝汤

　　因此，桂枝汤证、麻黄汤证鉴别的关键点，在于津液是否充盛，其中有没有汗出是关键点。许叔微的桂枝汤、麻黄汤医案，也再一次验证了我们提出的桂枝汤与麻黄汤的辨证要点，即表证太阳病的基础上，津液充足（表实）以无汗或脉浮紧为特点的，是麻黄汤，津液不足（表相对虚）以有汗或脉浮弱（缓）为特点的，是桂枝汤。

第11讲：桂枝麻黄各半汤、桂枝二麻黄一汤、桂枝二越婢一汤

太阳病的治法、主要方剂都讲了，剩下的内容就简单多了。今天我们学习桂枝麻黄各半汤、桂枝二麻黄一汤、桂枝二越婢一汤。

23. 太阳病，得之八九日，如疟状，发热恶寒，热多寒少，其人不呕，清便欲自可，一日二三度发。脉微缓者，为欲愈也；脉微而恶寒者，此阴阳俱虚，不可更发汗、更下、更吐也；面色反有热色者，未欲解也，以其不能得小汗出，身必痒，宜桂枝麻黄各半汤。

桂枝一两十六铢（去皮），芍药　生姜（切），炙甘草　麻黄各一两（去节），大枣四枚（擘），杏仁二十四枚（汤浸，去皮尖及两仁者）。

上七味，以水五升，先煮麻黄一二沸，去上沫。内诸药，煮取一升八合，去滓，温服六合。本云，桂枝汤三合，麻黄汤三合，并为六合，顿服。将息如上法。臣亿等谨按：桂枝汤方，桂枝、芍药、生姜各三两，甘草二两，大枣十二枚。麻黄汤方，麻黄三两，桂枝二两，甘草一两，杏仁七十个。今以算法约之，二汤各取三分之一，即得桂枝一两十六铢，芍药、生姜、甘草各一两，大枣四枚，杏仁二十三个零三分枚之一，收之得二十四个，合方。详此方乃三分之一，非各半也。宜云合半汤。

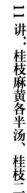

第11讲：桂枝麻黄各半汤、桂枝二麻黄一汤、桂枝二越婢一汤

太阳病，得之八九日。《伤寒论》中有不少关于时间的描述，比如得之八九日，伤寒四五日等等，虽然对辨别病位有一定帮助，但实际上并不可靠。比如上节课我们提到的许叔微的医案，麻黄汤案例4：里人秦氏子得伤寒，发热，身疼，骨节疼痛，恶风无汗。或者劝其不须服药，待其自安。如是半月矣，而病不除。不得已召医治之，医至问日数，又不审其脉与外证，但云已过期矣，不可汗下矣，且与调气药以正气。复延予，予诊其脉，浮涩而紧大。此麻黄证无疑者，但恐当汗不汗化为衄血，必有是证，言未已，衄血作，予急以麻黄汤与之，继之以犀角地黄汤，血止汗解愈。

这个医案就说明通过时间来判定表证是不靠谱的，虽然已经半月矣，但麻黄汤表证依然存在。因此，临床上的辨证，还是要根据具体症状来辨证的，比如非典型的表证，慢性鼻炎的患者，可以长期存在鼻塞的症状，再比如慢性咳嗽患者，有的长期存在遇风遇冷加重，晨起流清涕等，都是表证的特点，因此表证不是说只能见于疾病的初期阶段。

第23条具体症状是"如疟状，发热恶寒，热多寒少，其人不呕，清便欲自可，一日二三度发"。如疟状，像疟疾一样的周期性发作的临床表现，这里的发热恶寒，不是一直发热恶寒，而是一日二三度发，热多寒少，所以也不是典型的表证，也不是往来寒热。

在这里我们说一下风寒外感和风热外感的区别，不管是风寒外感还是风热外感，都会有发热恶寒并见，因为无论风寒还是风热，都是表证，表证的发热必然伴随恶寒或恶风，但是风寒外感的时候，是发热恶寒并重，寒象更明显，而风热外感的时候，因为感受的是风热邪气，热象明显，所以发热重而恶寒轻。同时伴有里热的表现，如口微渴、微汗出、舌边尖红、脉浮数等。

本条是热多寒少，那就说明表证逐渐有化热的倾向。其人不呕，也不是寒热往来，除外了半表半里，在《伤寒论》中，呕在表证、里证、半表半里证都能见到，但更多的时候，仲景用不呕来排除半表半里的柴胡证。

61 条：下之后，复发汗，昼日烦躁不得眠，夜而安静，不呕，不渴，无表证，脉沉微，身无大热者，干姜附子汤主之。

174 条：伤寒八九日，风湿相抟，身体疼烦，不能自转侧，不呕，不渴，脉浮虚而涩者，桂枝附子汤主之。都是通过不呕除外了半表半里证，也是排除法。

清便欲自可，说明里证的情况不明显。仲景通过发热恶寒、热多寒少，确定了病位在表，通过其人不呕、清便欲自可，除外了半表半里证和里证，最终明确病位就在表，是单纯的表证。

按照先辨六经继辨方证的思维，确定了是表证，需要解表，解表就离不开麻黄、桂枝、葛根、生姜、葱白这五个辛温发汗解表的药物，其中主要是麻黄和桂枝。那这里是用麻黄还是桂枝类方呢？

这里有三种情况。第一种情况是：**脉微缓者，为欲愈也**。也就是说此时脉微缓，微是形容缓的，是稍缓的意思，不是微细弱的意思。之前讲过脉紧是正邪交争有力，此时脉微缓，说明邪气不重，有疾病向愈的倾向，所以仲景说脉微缓者，为欲愈也。

第二种情况是：**脉微而恶寒者，此阴阳俱虚，不可更发汗、更下、更吐也**。这里的脉微，是微弱的意思，同时有恶寒，脉有力无力定虚实，通过脉微，确定这是个虚证，再加上"而恶寒"，说明虚象比较明显，是一个阴证，所以是阴阳俱虚。汗、吐、下是祛邪的好办法，但也容易伤津耗气，津液虚的时候不可再汗、吐、下伤津。所以仲景强调不可更发汗、更下、更吐也，此时应该扶正以祛邪。

第三种情况是：**面色反有热色者，未欲解也，以其不能得小汗出，身必痒，宜桂枝麻黄各半汤**。前面讲了表证的发热恶寒，是一直持续存在的，而本条的发热恶寒，不是一直发热恶寒，而是一日二三度发，说明不是典型的表证，表证不重。

目前症状是"如疟状，发热恶寒，热多寒少，一日二三度发"，同时已经除外了半表半里和里证。面色反有热色者，也是热多寒少的表现，身必痒也是表证的一个表现，前面讲表证诊断标准的时候，提过四肢肌肉体表的疼、重、痒、肿，提示存在表证。表证的本质是正邪交争于表，欲汗出而不得汗出，仲景说之所以痒，是因为以其不能得小汗出。也就是说如果发汗了、解表了，痒就解决了，所以痒是表证。综上，这是一个表证，但热多寒少，不是典型的麻黄汤证。但此时没有汗，单纯用桂枝汤解表力量弱，达不到发汗的效果，仲景就把麻黄汤、桂枝汤各取三分之一的量，形成了新的方剂，就是桂枝麻黄各半汤。热多寒少、面色反有热色者，已经有化热的倾向了。用微发汗法，也是未雨绸缪。避免了解表后，辛温的麻黄桂枝加重里热。

需要注意，虽然方名是桂枝麻黄各半汤，但方药的剂量来看，是麻黄汤、桂枝汤各1/3，所以本方的发汗解表的力度是偏弱的，介于麻黄汤、桂枝汤二者之间的状态。因为没有汗出，所以用麻黄，但是热多寒少，又不是一个典型的麻黄汤，所以把麻黄汤和桂枝汤合起来，创造了新的方剂。就像做饭一样，水和米的比例关系，水放得多，就是稀粥，少放点水就是稠粥，水再少就成了米饭。如果熟练掌握了麻黄汤、桂枝汤的辨证要点，临床上可以随意化裁出新的解表方剂。

25. 服桂枝汤，大汗出，脉洪大者，与桂枝汤，如前法。若形似疟，一日再发者，汗出必解，宜桂枝二麻黄一汤。

桂枝一两十七铢，去皮　芍药一两六铢　麻黄十六铢，去节　生姜一两六铢，切　杏仁十六个，去皮尖　甘草一两二铢，炙　大枣五枚，擘

上七味，以水五升，先煮麻黄一二沸，去上沫，内诸药，煮取二升，去滓，温服一升，日再服。本云，桂枝汤二分，麻黄汤一分，合为二升，

分再服。今合为一方，将息如前法。臣亿等谨按桂枝汤方，桂枝、芍药、生姜各三两，甘草二两，大枣十二枚。麻黄汤方，麻黄三两，桂枝二两，甘草一两，杏仁七十个。今以算法约之：桂枝汤取十二分之五，即得桂枝、芍药、生姜各一两六铢，甘草二十铢，大枣五枚；麻黄汤取九分之二，即得麻黄十六铢，桂枝十铢三分铢之二，收之得十一铢，甘草五铢三分铢之一，收之得六铢，杏仁十五个九分枚之四，收之得十六个。二汤所取相合，即共得桂枝一两十七铢，麻黄十六铢，生姜、芍药各一两六铢，甘草一两二铢，大枣五枚，杏仁十六个，合方。

正常来说，服桂枝汤不会导致大汗出，因为桂枝汤的发汗力度弱，但是这里服桂枝汤，出了大汗，但表未解，理想状态的汗出是遍身漐漐微似有汗者益佳。仲景强调不可令如水流漓，病必不除。因此这里虽然有汗出，但是乃大汗出，所以表不解。这里的脉洪大，不是阳明病的脉洪大，如果是阳明病白虎汤的脉洪大，必然是有力的，同时伴有口干口渴等热证，这里的脉洪大，与桂枝汤，说明脉洪大的同时脉位偏浮，不是沉取有力的洪大，同时没有里热症状。

与桂枝汤，如前法。前法指的是第12条方后注的辅汗方法，啜粥、温覆、不汗更服。也是为了更好地达到汗出表解的治疗目的，注意是微微汗出，不能发大汗。之前有人问，说对于表证发热，西药也能发汗，为什么发汗后表不解？一方面是中药、西药汗出的机理不一样，最重要的是中医强调微微汗出，而西药的解热剂都是发大汗的，所以汗出但表不解，反复发热。

本条需要和第23条一起来看，第23条是"如疟状，发热恶寒，热多寒少……一日二三度发"，第25条是"若形似疟，一日再发者"，都是表证。一而再再而三，再是两次的意思，前面是一日二三度发，这里是一日再发，发作频次少了，而且第23条是无汗、身痒，这里是有汗出，说明表证比桂枝麻黄各半汤轻。

第11讲·桂枝麻黄各半汤、桂枝二麻黄一汤、桂枝二越婢一汤

第23条用的是桂枝麻黄各半汤，这里用的是桂枝二麻黄一汤，解表力度更弱一些。通过麻黄汤、桂枝麻黄各半汤、桂枝二麻黄一汤、桂枝汤，这四个方剂的解表力度来看，我们得出一个结论：有表就要解表，解表就要发汗，但是发汗的力度要和表证的轻重相适应。

所以不仅有发汗力度最大的麻黄汤，发汗力度最弱的桂枝汤，同时还有介于麻黄汤和桂枝汤中间的状态的桂枝麻黄各半汤、桂枝二麻黄一汤，就像我们穿衣服一样，如果穿一件就不冷了，就没有必要穿第2件，如果用桂枝汤能解表的，那我们就没必要去用麻黄汤，如果用桂枝二麻黄一汤就能发汗解表，那就没有必要去用桂枝麻黄各半汤，发汗也不是力量越大越好，过犹不及，大家注意，适合的才是最好的，以知为度的原则很重要。找到一个相对合适的力度，既能达到发汗，又不过于发汗而伤人体津液。

27. 太阳病，发热恶寒，热多寒少，脉微弱者，此无阳也，不可发汗，宜桂枝二越婢一汤。

桂枝（去皮）芍药　麻黄　甘草（炙）各十八铢，大枣四枚（擘），生姜一两二铢（切），石膏二十四铢（碎，绵裹）

上七味，以水五升，煮麻黄一二沸，去上沫，内诸药，煮取二升，去滓，温服一升。本云，当裁为越婢汤桂枝汤，合之饮一升。今合为一方，桂枝汤二分、越婢汤一分。臣亿等谨按：桂枝汤方，桂枝、芍药、生姜各三两，甘草二两，大枣十二枚。越婢汤方，麻黄二两，生姜三两，甘草二两，石膏半斤，大枣十五枚。今以算法约之：桂枝汤取四分之一，即得桂枝、芍药、生姜各十八铢，甘草十二铢，大枣三枚。越婢汤取八分之一，即得麻黄十八铢，生姜九铢，甘草六铢，石膏二十四铢，大枣一枚八分之七，弃之。二汤所取相合，即共得桂枝、芍药、甘草、麻黄各十八铢，生姜一两三铢，石膏二十四铢，大枣四枚，合方。旧云：桂枝三，今取四分之一，即当云桂枝二也。越婢汤方，见仲景杂方中。《外台秘要》一云起脾汤。

太阳病，发热恶寒、热多寒少，和前面第 23 条都是一样的，就是说有表证，但是有化热倾向。此时脉微弱者，这里的微和第 23 条的脉微缓者一样，微是形容词，是稍微弱，不是少阴病脉微细。也不是麻黄汤证的脉浮紧，表证不重。

此无阳也。这里的阳，不是阳气的意思。而是津液。之前讲过，阳、气属于人体的正气，但是无形的，需要依附于有形的津液、血液才能存在，就像一杯热水中的热量是要藏在水里面的，杯子里面的水倒掉了，杯子里面就没有热量了。本条的此无阳也，就是此无津液也。津液不足，但还有表证，不发汗还不行，发汗还容易伤津液，只能是微微发汗达到既能解表又不伤津液，应该用桂枝二麻黄一汤。但是热多寒少，有化热倾向，热不重，再加入一个小剂量的生石膏清热，表里双解。就形成了一个新的方剂，桂枝二越婢一汤。

桂枝二越婢一汤，比桂枝二麻黄一汤的发汗解表力度更弱了，为什么呢？因为有生石膏的约束作用。后面大青龙汤章节再详细讲。先简单说一下，麻黄汤证无汗，麻黄用三两，但为何到了有汗的麻杏甘石汤、越婢汤中，麻黄的剂量反而增大，分别是四两、六两，大于麻黄汤中麻黄的剂量？这就说明生石膏有约束麻黄发汗的作用。

附：风水，恶风，一身悉肿，脉浮不渴，续自汗出，无大热，越婢汤主之。

越婢汤方：麻黄六两　石膏半斤　生姜三两　大枣十五枚　甘草二两

上五味，以水六升，先煮麻黄，去上沫，内诸药，煮取三升，分温三服。恶风者，加附子一枚（炮）；风水加术四两。

表6　麻黄桂枝五方证剂量表

	桂枝	白芍	麻黄	杏仁	炙甘草	生姜	大枣	石膏
麻黄汤	二两	–	三两	七十个	一两	–		
桂枝汤	三两	三两			二两	三两	十二枚	
越婢汤			六两		二两	三两	十五枚	半斤
桂枝麻黄各半汤	一两十六铢	一两	一两	二十四枚	一两	一两	四枚	
桂枝二麻黄一汤	一两十七铢	一两六铢	十六铢	十六个	一两二铢	一两六铢	五枚	
桂枝二越婢一汤	十八铢	十八铢	十八铢		十八铢	一两二铢	四枚	二十四铢

　　从病位而言，只有三种疾病，表证、里证、半表半里证。表证的治法就是发汗，虽然说在《伤寒论》中常用的有5个药，麻黄、桂枝、葛根、生姜、葱白，但其中最重要的两味药就是麻黄和桂枝，这是我们必须牢牢掌握的，以麻黄为代表的方就是麻黄汤，以桂枝为代表的方就是桂枝汤，那么介于麻黄汤、桂枝汤的中间状态怎么办？本次课程就体现了仲景的思路，合方化裁，可以说桂枝麻黄各半汤、桂枝二麻黄一汤、桂枝二越婢一汤，是仲景新创造出来的方剂。基本方是麻黄汤、桂枝汤，表证掌握麻黄汤、桂枝汤两个基本方，临床上可以加减化裁出更多的方剂，类似于我们做菜放调料一样，糖和盐以不同的比例搭配，就会形成新的味道和口感。

　　中医学得好的人，估计炒菜做饭的水平也不会太差。中医就是用不同作用的草药以不同的形式组合在一起，就产生了不同的治疗作用，就像厨师做菜放调料一样，所以方剂里面的药物叫作配伍，也叫调剂。

　　有人说，伤寒重阳、温病重津液，所以温病有留得一分津液便留得一分生机的说法。我们要明白，经方不仅重视阳气，也重视津液。因为阳气需要津液的濡养，津液少了，阳气也会少的。就像今天讲的这三个方剂一样，有表证为什么不直接用麻黄汤解表呢，就是因为表轻了，用麻黄汤会过于发汗而伤津液，所以化裁了新的解表方剂，以避免解表发汗伤津液，都是重津液重阳气思想的具体体现。无论是汗吐下，都存在重津液、重阳气的思想，所以在《伤寒论》里面，阳就是津液。

第11讲：桂枝麻黄各半汤、桂枝二麻黄一汤、桂枝二越婢一汤

第 12 讲：桂枝加葛根汤与葛根汤

14. 太阳病，项背强几几，反汗出恶风者，桂枝加葛根汤主之。

桂枝加葛根汤

葛根四两，芍药二两，生姜三两（切），甘草二两（炙），大枣十二枚（擘），桂枝二两（去皮）

上七味，以水一斗，先煮麻黄、葛根，减二升，去上沫，内诸药，煮取三升，去滓。温服一升，覆取微似汗，不须啜粥，余如桂枝法将息及禁忌。臣亿等谨按仲景本论，太阳中风自汗用桂枝，伤寒无汗用麻黄，今证云汗出恶风，而方中有麻黄，恐非本意也。第三卷有葛根汤证，云无汗，恶风，正与此方同，是合用麻黄也。此云桂枝加葛根汤，恐是桂枝中但加葛根耳。

本条可以看作是张仲景的一个医案，患者以项背强几几为主诉，孤症不辨，治疗仍然要观其脉证、知犯何逆、随证治之，也就是辨证论治。而辨证论治就要有整体观念。需要详细而准确地采集四诊信息。患者是太阳病，太阳病是病位在表的阳证，目前有汗出、恶风的症状，因为有汗出，有津液不足，所以不能用麻黄。因此原方中有麻黄是不对的，当前一致认为桂枝加葛根汤中无麻黄。

项背强几几，强就是拘紧，也就是僵的意思。项背部是项部和背部，在太阳病提纲条文说"太阳之为病，脉浮头项强痛而恶寒"。该条文论述头项，本条是项背，面积更大一些。几几，小鸟想飞又飞不起来，向前伸脖子的意思。项背强几几，理解起来，就是项背部肌肉疼痛、困倦、不舒展，总想活动一下才觉得舒服，类似于现在很多颈椎病的患者，会觉得项背部肌肉紧张疼痛。

《神农本草经》曰：葛根，味甘，平。主消渴，身大热，呕吐，诸痹，起阴气，解诸毒。《本草备要》曰：葛根，轻宣解肌，升阳散火，辛甘性平，轻扬升发。入阳明经，能鼓胃气上行，生津止渴……兼入脾经，开腠发汗，解肌退热。为治脾胃虚弱泄泻之圣药。

葛根具有一定的解表发汗力度，但是相对比较弱。葛根主消渴，身大热，有一定清润的作用，所以是个清凉性的解肌药，解表的同时，能够照顾到项背部肌肉紧张疼痛的症状，所以项背强几几，也不除外和津液枯燥有一定关系。葛根还能用于食疗，南方就有葛根粉、葛根圆子可以食用，因此葛根比较平和。

本方可以理解为，在桂枝汤证的基础之上，出现了项背强几几，病机属于表不解所致，只是部位更大、局部症状更明显而已，因此在桂枝汤证基础上加上葛根来解决项背强几几。治法依然离不开桂枝汤的范畴，可以认为是桂枝汤类方。胡希恕先生认为太阳病只是项强，牵连到背，出现了项背强几几，非加葛根不可。

另外注意方后注"温服一升，覆取微似汗，不须啜粥，余如桂枝法将息及禁忌"。也是提示我们重视辅汗法，重视解表治疗时候关注汗出情况。

31. 太阳病，项背强几几，无汗恶风，葛根汤主之。

葛根四两　麻黄三两（去节），桂枝二两（去皮），生姜三两（切），甘草二两（炙），芍药二两　大枣十二枚（擘）。

上七味，以水一斗，先煮麻黄、葛根，减二升，去白沫，内诸药，煮取三升，去滓，温服一升，覆取微似汗，余如桂枝法将息及禁忌，诸

第12讲·桂枝加葛根汤与葛根汤

汤皆仿此。

本条是太阳病，无汗、恶风，太阳病只有两大类方，麻黄类方和桂枝类方。本条是无汗，表相对实，桂枝汤不足以解表，因此需要用麻黄。同时以项背强几几为主症，再加葛根。就成了葛根汤。需要注意，之所以在桂枝汤基础上加入麻黄、葛根，而不是直接在麻黄汤基础上加葛根，也是考虑到津液问题，避免麻黄汤的辛温再加入葛根解表引起大汗，所以在桂枝汤基础上加麻黄、葛根。这样方中有白芍、大枣、甘草的佐制，不至于发大汗伤津液。

葛根汤里边有麻黄、桂枝、生姜，再加入葛根，《伤寒论》中五个发汗解表药物，本方中有四个。能达到麻黄汤解表发汗的作用，是没有问题的。葛根汤和麻黄汤比较起来，只不过是少了一个杏仁，麻黄、桂枝都保留了，同时还加入了葛根四两，所以葛根汤的发汗力度并不逊色于麻黄汤，甚至更强一些。

葛根汤比麻黄汤发汗力度强，葛根汤相对麻黄汤又偏温润一些，发汗不伤津液，因为里面有白芍、葛根、大枣，所以治疗麻黄汤证的时候，可以用葛根汤来替代，更平和一些。

桂枝加葛根汤、葛根汤的条文非常近似，主要差别就在于一个有汗，一个无汗，共同主症都是太阳病，项背强几几，恶风，从方药来看二方的区别在于有无麻黄。说明二方的鉴别点在于有汗无汗，无汗表实用麻黄，有汗表虚不用麻黄。也再一次验证了之前提出的麻黄汤、桂枝汤的鉴别要点：在太阳病基础上，津液虚（表虚）以汗出或脉浮缓、浮弱为特点的，用桂枝汤；津液实（表实）以无汗或脉浮紧为特点的，用麻黄汤。因此一定程度上，古人说的有汗用桂枝、无汗用麻黄，也是临床经验的总结。

表 7 葛根汤与桂枝加葛根汤

症状异同				方剂	基础方	麻黄
太阳病	项背强几几	反汗出	恶风	桂枝加葛根汤	桂枝加葛根汤	—
		无汗		葛根汤		麻黄三两

我们看许叔微《伤寒九十论》里面的两个医案。

桂枝加葛根汤证（十九）

庚戌，建康徐南强得伤寒，背强，汗出，恶风。予曰：桂枝加葛根汤证。病家曰：他医用此方，尽二剂而病如旧，汗出愈加。予曰：得非仲景三方乎？曰然。予曰：误矣，是方有麻黄，服则愈见汗多，林亿谓止于桂枝加葛根汤也。予令去而服之，微汗而解。

葛根汤证（二十）

市人杨姓者，病伤寒，无汗，恶风，项虽屈而强，医者以桂枝麻黄各半汤与之。予曰：非其治也，是谓项强几几，葛根证也。三投，濈濈然微汗解，翌日项不强，脉已和矣。论曰：何谓几几，如短羽鸟之状，虽屈而强也，谢复古谓病人羸弱，须凭几而起，非是，此与成氏解不同。

第一个医案，伤寒也就是表证，汗出恶风，这明显是汗出恶风的桂枝汤证，同时出现了背强，属于项背强几几的范畴，应当用桂枝加葛根汤，但是当时的大夫，虽然开了桂枝加葛根汤，但是方子里边有麻黄，这是不对的，所以尽二剂而病如旧，汗出愈加。许叔微给去掉麻黄就好了。

第二个医案，病伤寒，无汗、恶风，这是一个典型的麻黄汤证。需要解表发汗，医者用桂枝麻黄各半汤，治法是符合的，但是没有考虑到项强的症状，需要加上葛根，如果不加葛根一方面解表效果弱，另一方面局部症状缓解效果不佳。

大家发现，许叔微的医案，在我们看来也很简单，通过有汗无汗判断是桂枝汤证还是麻黄汤证，在此基础上，以项背强几几为主症，再合

第 12 讲：桂枝加葛根汤与葛根汤

入葛根。案例一中，有汗还用麻黄，是不对的。

焦某，男性，34岁，网诊。鼻窦炎，经常鼻塞、头痛、颈肩肌肉疼。通过主诉能够确定是表证。表证就需要解表，解表就需要发汗。因为鼻塞、头痛、肌肉疼，表相对郁遏的程度重，属于表实，需要用麻黄来解表。颈肩肌肉痛，类似于项背强几几，所以用了葛根汤。

葛根18g，生麻黄10g，桂枝10g，白芍10g，炙甘草10g，生姜10g，大枣10g，辛夷10g，白芷10g，姜半夏15g，生白术30g，茯苓30g，生石膏45g。7剂，水煎服。

加了辛夷、白芷，是为了增强解表通窍的力度，加白术、茯苓，是因为舌苔比较白厚，照顾内在的水饮，加生石膏是让解表的力度变得更平和，不至于过分辛温助热，毕竟网诊也没有把脉。

同时告诉患者，服药后给予辅汗法，让身体微微汗出一次。二诊的时候，患者说服药、运动之后出汗，然后上述症状都明显减轻了，鼻塞减轻，头痛和颈椎疼痛再也没有发生过，包括眼袋、齿痕都在减轻。还说看了29个医生了，感觉这次效果很明显，对治疗非常有信心。说明本案通过发汗达到了解表的目的。

为什么说看了29个大夫，效果不明显？前面说了，有疗效和无疗效的前提就在于诊断是否准确。小医院和大医院，小大夫和大大夫，关键看谁的诊断水平高，不在于你背的方子多，也不在于你的条文背得熟练，而在于别人辨证不准的，你能辨证准确，辨阴阳、辨表里、半表半里准确，你的水平就比别人高。

桂枝加葛根汤、葛根汤，本质上还是桂枝汤与麻黄汤的鉴别，在桂枝汤基础上见到了项背强几几，加上葛根，就是桂枝加葛根汤。在麻黄汤基础上见到了项背强几几，加上葛根，就是葛根汤。虽然葛根汤实际上是桂枝汤基础上加麻黄、葛根，但属于是麻黄汤加葛根的范畴。所以二方的方证要点是桂枝汤和麻黄汤的鉴别要点，同时注意项背强几几是葛根的药证。

第13讲：经方辨治六步法

临床的诊断治疗过程也都是有规范的，也可以称之为"套路"。回归到第一讲的内容，经方治病的过程就是先辨六经继辨方证，求得方证相应而治愈疾病。方从法出、法随证立，从大方向来说是证、法、方。第一步是辨证，而辨证就是辨病位、辨病性，第二步是根据证来确定法。第三步根据法来选方。我们把这三步细化为六步法，和我们的六经也保持一致，便于大家按照这个六步法临床诊治，不容易出错。

第一步：详细而准确地采集四诊信息，尽量依据诊断标准来四诊。比如患者有无表证，把表证的诊断标准都问一遍，就能确定或者排除表证了。

第二步：辨病位（表、里、半表半里）。

第三步：辨病性（阴证、阳证）。

第四步：确定六经。三个病位两个病性确定了，六经也就确定了。

第五步：确定治法。证对应的治法是唯一的。

第六步：细辨方证，加减用药，完成处方。

范左，伤寒，六七日，形寒发热，无汗，而喘，头项腰脊强痛，两脉浮紧，为不传也，麻黄汤主之。麻黄一钱，桂枝一钱，炙草八分，杏仁三钱。

按：吾师早年之方也，规其药量之轻，可以证矣。师近日所疏麻桂

第
13
讲
：
经
方
辨
治
六
步
法

69

之量，常在三五钱之间，因是一剂即可愈疾。师常诏余侪曰："予之用大量，实由渐逐加而来，非敢以人命为儿戏也。夫轻剂愈疾也缓，重量愈病也迅。医者以愈病为职者也，然则予之用重量，又岂得已也哉？"

这是《经方实验录》的曹颖甫医案。我们通过六步法来分析一下。

1. 详细而准确地采集四诊信息。范某伤寒六七日，也就是外感六七天了，不管病程多长时间，要看症状，要四诊合参。本案四诊信息是形寒、发热、无汗、喘，头项腰脊强痛、脉浮紧。换成术语，主要就是发热、恶寒、身疼痛、不汗出、脉浮紧。

2. 辨病位。这时候脑海中想想表证的诊断标准是什么？表证最重要的诊断标准就是发热、恶寒、身疼痛、不汗出、脉浮紧。这个患者完全符合表证的诊断标准，同时也没有口干口苦的症状，没有涉及二便的异常，有没有半表半里和里证。确定是表证。

3. 辨病性。病性只有阴阳两种，辨阴阳落实在辨寒热、虚实上面。本案脉紧，紧是有力的意思，正气不虚，正气实，所以是实证，实证归属于阳证。

4. 辨六经。本案为病位在表的阳证，即太阳病。

5. 确定治法。太阳病治法为解表，即汗法。

6. 辨方证。解表就需要发汗，发汗的主要药物是麻黄、桂枝、葛根、生姜、葱白，主要方剂是麻黄类方、桂枝类方。本案脉紧、无汗，欲汗而不得汗，表实、津液不虚，所以用麻黄汤辛温解表发汗。

根据六步法，我们能够开出麻黄汤来，和曹颖甫先生的处方完全一致。六步法步步为营，环环相扣，临床诊疗思路清晰，具有强大的临床指导性。

其中第二步、第三步的顺序可以根据临床灵活掌握。无论是先辨病位还是先辨病性，最终都要辨出来的。看着是六步法，其实本质上是先辨六经继辨方证的具体细化。体现的是证→法→方的诊治过程。

在这里再多说一句，六步法中的辨病位、辨病性很关键，临床上不能被动地去凝练病位病性，而是要主动地去辨病位、病性。比如本案的主诉是发热，见到一个发热的患者，脑海中就要明白，发热首先要看是不是表证。这时候完全可以依据表证的诊断标准去主动的望闻问切，依据表证的诊断标准主动去问患者有没有恶寒、身疼痛、汗出、鼻部症状等，而不是等着患者来诉说。

另外，本案曹颖甫先生处方是典型的麻黄汤，一钱折算为3g，处方换算成现在剂量，麻黄3g、桂枝3g。剂量很小。医案的按语说这是曹颖甫先生早年的医案。也提到了曹颖甫先生晚年所述麻桂之量，常在三五钱之间，因是一剂即可愈疾。也就是说早年的麻黄汤，麻黄才3g，剂量小，轻剂愈疾也缓，容易耽误病情，后来剂量就逐渐增大了，变成麻黄三五钱，也就是9～15g，剂量大，愈病也迅速。曹老先生为什么到晚年的时候，麻黄用15g，是因为他体会到小剂量的麻黄发汗力度太弱了，汗出不来，表就解不了，发热就退不下去，疗效就没有。假如说患者服15g麻黄才能出汗，你给他开10g的麻黄，汗出不来，烧就不退，病就不解。如果患者不够信任你，第2天就不来找你看病了，就会换个大夫，还说你的水平不够。

这就是我前面强调的，在解表的时候，解表的剂量适当地大一点，同时要把辅汗法加上。趁热吃，吃完之后喝热稀粥或热水，盖被子休息，如果4～6小时没出汗，再服1次，直到汗出为止。比如家里都有解表发汗的治疗感冒的中成药，但很多人说这些中成药没啥效果，不管用，其中一个原因就是中成药厂家为了安全，剂量普遍小，比如遇到麻黄汤证的时候，感冒清热颗粒，常规是一次一袋、一天两次的剂量就明显不足，需要加大剂量才能汗出，还必须加上辅汗法，甚至需要再煮点姜汤送服。

有人说麻黄用15g，剂量太大，会不会过汗亡阳？掌握一个原则，汗出则止后服，这是最关键。只要汗出表解，就不需要再发汗解表了，

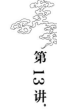

以知为度，就不会出现过汗亡阳的弊端。

我们再看一个医案，还是曹颖甫先生《经方实验录》的医案：

汤左，二月十八日，太阳，中风，发热，有汗，恶风，头痛，鼻塞，脉浮而缓，桂枝汤主之。川桂枝三钱　生白芍三钱　生甘草钱半　生姜三片　红枣六枚。

按照经方辨治六步法，分析如下：

1.详细而准确地采集四诊信息。发热，有汗，恶风，头痛，鼻塞，脉浮而缓。调整一下，就是发热、恶风、头痛、有汗出、脉浮而缓，有鼻部症状的鼻塞。

2.辨病位。这时候脑海中想想表证的诊断标准是什么？本案患者完全符合表证的诊断标准，同时也没有半表半里和里证，因此确定是表证。

3.辨病性。本案脉浮而缓，虽然相对弱，但并未达到细弱无力的程度，因此仍然属于实证、阳证，但略有不足。

4.辨六经。本案为病位在表的阳证，即太阳病。

5.确定治法。太阳病治法为解表，即汗法。

6.辨方证。本案脉浮缓、有汗，津液相对不足，因此不能用麻黄类方，只能用桂枝汤调和营卫发汗。

六步法中，关键核心在于第二步和第三步的辨病位和辨病性上，还是强调牢牢掌握三个病位和两个病性的诊断标准。辨阴阳是通过辨寒热、辨虚实来达到的，只要辨清楚了寒热、虚实，阴、阳就明确了。但辨寒热更重要还是辨虚实更重要呢？

我们常以张飞和林黛玉分别作为阳证和阴证的代表。那么张飞和林黛玉的根本区别在哪里？人生病与不生病，一方面看是否感受邪气，另外一方面看正气与邪气斗争的结果。邪气由外而来，侵袭人体之后，正气要奋起抗邪，所以正邪相争，《内经》上有句话说，邪气盛则实、正气夺则虚。意思是实证是邪气实，虚证是正气虚。但实际上不是这样的，一旦得病，张飞的正气不虚，正邪交争有力，表现为实证，得病就是阳证的太阳病、阳明病。林黛玉的正气虚，本身就是气血不足，说话也没力气，娇滴滴的，得病之后正气无力抵御邪气，就是个虚证，需要扶正祛邪，得病就是阴证的少阴病、太阴病。

虚，实际上是正气虚，实，是正气实，并不是邪气实，如果正气实、邪气也实，当然是个实证，如果正气实、邪气虚，病就不重，还是祛邪就行；如果正气虚、邪气实，需要扶正祛邪，如果正气虚、邪气也虚，治法还是扶正祛邪，所以只要正气虚，无论邪气实还是虚，都是扶正祛邪。只要正气实，无论邪气虚还是实，治法都是单纯祛邪不需要扶正。因此，正气的虚实决定了是虚证还是实证。

当然通过辨寒热也可以辨阴阳，第7条曰"病有发热恶寒者，发于阳也；无热恶寒者，发于阴也"。也常常作为通过寒热辨阴阳的典型代表。但是，发热的症状常见于表证、发热类疾病，临床中大多数慢性疾病的患者往往没有发热、恶寒的症状表现，因此很多时候不能依据寒热来辨阴阳。

很多慢性疾病，没有寒热的表现，脉并无迟数。但生病的人，必然存在正气的虚实问题。慢性疾病，可以无明显寒热，但没有不虚不实的。张景岳说：虚实之要莫逃乎脉。脉有虚实，脉诊就能定虚实，许叔微提出了："大抵调治伤寒，先要明表里虚实。能明此四字，则仲景三百九十七法，可坐而定也。"

六步法帮助我们规范了临床的辨治过程，通过六步法，经方是可以统一的、可以规范的，其中重视辨虚实的重要性，阴证阳证更多通过虚实体现出来，辨虚实更为关键。在脉象上，阴证的脉是细弱无力，阳证的脉长大有力。简单说就是脉沉取有力为实，沉取无力为虚。脉实证实，即阳证。脉虚证虚，即阴证。

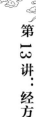

第13讲·经方辨治六步法

第14讲：大青龙汤

单纯表证的麻黄汤、桂枝汤、葛根汤我们学过了，下面我们就要学习表里合病了，不是单纯表证，更复杂一些，临床上表里合病比单纯表证更常见。

38.太阳中风，脉浮紧，发热恶寒，身疼痛，不汗出而烦躁者，大青龙汤主之。若脉微弱，汗出恶风者，不可服之。服之则厥逆，筋惕肉瞤，此为逆也。大青龙汤方。

麻黄六两，去节　桂枝二两，去皮　甘草二两，炙　杏仁四十枚，去皮尖　生姜三两，切　大枣十枚，擘　石膏如鸡子大，碎

上七味，以水九升，先煮麻黄，减二升，去上沫，内诸药，煮取三升，去滓，温服一升，取微似汗。汗出多者，温粉粉之。一服汗者，停后服。若复服，汗多亡阳遂虚，恶风烦躁，不得眠也。

把第38条看成张仲景的一个医案，按照经方辨治六步法来分析。

1.详细而准确地采集四诊信息。症状表现为：脉浮紧，发热恶寒，身疼痛，不汗出而烦躁。

2.辨病位。患者以发热为主诉，对于发热，首先要辨病位。之前讲过急性的、外感的、发热的、四肢体表的、呼吸系统症状为主的时候要高度警惕有无表证。为了确定或排除表证，需要熟知表证的诊断标准。

患者的症状是发热、恶寒、身疼痛、不汗出、脉浮紧，符合表证的诊断标准，因此存在表证。但表证同时，有烦躁的症状，烦躁是热邪扰心、心神不宁所致，与里热的时候心烦、脾气暴躁是一个道理。只不过时方的脏腑辨证又细分为心热、肝热而已。表证只有发热的症状，没有热证，不需要清热，本案的烦躁是里热证，也就是阳明。因此病位是表里合病。

3. 辨病性。本案脉浮紧，紧是有力的意思，正气不虚，是实证。同时发热恶寒，发热恶寒者发于阳也，因此属于阳证。烦躁为热，也是阳证。

4. 辨六经。本案为病位在表在里的表里合病，病性属阳，因此六经为太阳阳明合病。

5. 确定治法。太阳病治法为解表，即汗法。本案的阳明病治法为清解里热。辛温解表以及寒凉清热。

6. 辨方证。解表用麻黄汤，清解阳明里热用生石膏。可以用麻黄汤＋生石膏。仲景据此在麻黄汤基础上，创造了一个新的方剂，就是大青龙汤。

按照经方辨治六步法，沿着四诊→辨证→立法→方药的诊疗主线，能够帮助我们梳理临床思路。

若脉微弱，汗出恶风者，不可服之。服之则厥逆，筋惕肉𥆧，此为逆也。

还是按照六步法，这里的汗出、恶风，属于表证。但脉微弱、汗出，都是提示津液相对不足，不能用麻黄，因此麻黄类方的大青龙汤是不合适的，这里只能用桂枝汤或桂枝加附子汤。本来就津液虚，再用大青龙汤发汗就属于过汗，进一步亡失津液、阳气，不能濡润四肢肌肉，出现筋惕肉𥆧的误治，因此仲景说此为逆也。这里也再次告诉我们表证要关注津液的虚实，具体表现为脉紧还是脉弱，无汗还是有汗。

39. 伤寒脉浮缓，身不疼，但重，乍有轻时，无少阴证者，大青龙

第14讲：大青龙汤

汤发之。

《金匮要略·痰饮咳嗽病脉证并治第十二》：病溢饮者，当发其汗，大青龙汤主之，小青龙汤亦主之。

第39条需要和《金匮要略》中大青龙汤的条文结合起来看。从脉浮、身重来看，存在表证，表证分表阳证、表阴证，也就是太阳病和少阴病，仲景说无少阴证，排除了表阴证，就是表阳证的太阳病。仲景说大青龙汤发之，发就是发汗的意思，同时必然还存在阳明里热的情况，在本条症状中并无体现。

病溢饮者。又涉及溢饮的概念。在《金匮要略》痰饮咳嗽病脉证并治篇：夫饮有四，何谓也？师曰：有痰饮，有悬饮，有溢饮，有支饮……饮水流行，归于四肢，当汗出而不汗出，身体疼重，谓之溢饮。

可见溢饮为水饮在四肢，身体疼重，也是表证部位，同时欲汗出不得汗出，都是表证的本质，欲汗而不得汗，因此溢饮就是表证，故溢饮治法是因势利导而汗之，也就是仲景说的"病溢饮者，当发其汗"。因此第39条说的"脉浮缓，身不疼，但重，乍有轻时，无少阴证者"。就是一个溢饮证，当发其汗。

病溢饮者，当发其汗，大青龙汤主之，小青龙汤亦主之。只能说溢饮的治法是汗法，无论大青龙汤还是小青龙汤，都属于麻黄汤的加减。大青龙汤是辛凉发汗，解表的同时兼以清热，而小青龙汤是辛温发汗，解表的同时兼以温化水饮。还需要具体去辨溢饮具体方证是大青龙汤还是小青龙汤，不是说用哪一个都行，还是要辨具体方证的。

大青龙汤的方药组成为：

麻黄六两，去节　桂枝二两，去皮　甘草二两，炙　杏仁四十枚，去皮尖　生姜三两，切　大枣十枚，擘　石膏如鸡子大，碎

大青龙汤是太阳阳明合病。为了更好理解，我们可以把大青龙汤看作是麻黄汤加生石膏，再加入生姜、大枣。当然也可以看作是麻黄汤和

越婢汤的合方。大青龙汤条文中之"脉浮紧，发热恶寒，身疼痛，不汗出"，为典型的太阳表实证的麻黄汤方证，而"烦躁"则为阳明证，热扰心神则烦躁，在《伤寒论》中，烦躁的方证也有许多，比如虚烦不得眠、心中懊忱的栀子豉汤证；大烦渴不解、舌上干燥而烦、心烦的白虎加人参汤证；阳明病不吐不下心烦的调胃承气汤证；六七日不大便、烦不解、腹满痛的大承气汤证；心中烦、不得卧的黄连阿胶汤等证。

热扰心神的烦，属热证，清热即可，常用药有黄连、栀子、生石膏，多用黄连清心火。但是需要注意，有表证的时候，清解阳明里热一般用生石膏。

《医宗金鉴》称麻黄汤为"仲景开表逐邪发汗第一峻药也"，麻黄汤为发汗峻剂，麻黄为三两，但大青龙汤中麻黄为六两，为何大青龙汤还要将麻黄用量由三两增至六两以增强其解表发汗的力度？同时在麻黄汤基础上还要加入生姜三两以增强解表发汗的力度？

源于麻黄和生石膏的配伍，相互制约。《神农本草经》认为麻黄味苦性温；石膏味辛性微寒。但后世一般认为麻黄辛苦温，石膏辛甘寒。《伤寒论》中太阳阳明同治，仲景多用石膏配伍麻黄，而非黄芩、黄连。石膏味辛，辛有透散的作用，比如发汗的药物都是具有辛味的。生石膏清解里热的同时有透邪外达的趋势，一定程度上利于解表透达气机，而黄芩、黄连苦寒，有收敛和燥湿的作用，比如腹泻的时候吃黄连素可以止泻，就说明黄连苦寒收敛，有郁遏邪气不能透达之趋势，不利于解表，因此表里合病的时候，张仲景多用石膏配伍麻黄，而不用苦寒的黄芩、黄连等。正如《得配本草》曰："生石膏味辛而散，使邪气外达于肌肤，若误用芩、连，苦燥而降，反令火邪内结，渐成不治之症。"吴人驹言："发散表邪，以石膏同用者，盖石膏其性寒，寒能胜热，其味薄，薄能走表；非若芩、连之辈，性寒味苦而厚，不能升达也。"

但是也需要注意，生石膏虽然味辛，不像黄芩、黄连那样不利于解表，但毕竟麻黄走表，石膏清解里热，一表一里，还是一定程度上能够减轻麻黄的发汗作用，因此《伤寒论》中麻黄与石膏配伍时，麻黄用量都适当增大。大家可以思考，如果大青龙汤方证中生麻黄用三两能解表发汗，仲景就不会用四两，用五两麻黄能够达到汗出，就不会用六两麻黄。因此表里合病的时候，一方面用生石膏辛寒清热，一方面还要加大解表力度，否则达不到汗出解表的治疗目的。

第27条"脉微弱者，此无阳也，不可发汗，宜桂枝二越婢一汤"，该条文中的"阳"指津液，"此无阳也"提示津液不足，同时表证未解，不是不可发汗，而是不可发大汗，但仲景还是用到了发汗解表的麻黄，故历代对此颇有争议。通过前后对照条文，不难发现由于石膏配伍麻黄，减弱了麻黄的发汗作用，加之方中麻黄量小，只有十八铢，故虽用到了麻黄，只是微微发汗，却并不违背该条"不可发汗"也就是不能发大汗的治疗原则。

在《伤寒论》与《金匮要略》中，麻黄与石膏配伍同用的方剂，除桂枝二越婢一汤、大青龙汤外，还有麻杏甘石汤、厚朴麻黄汤、麻黄升麻汤、续命汤、越婢汤、越婢加术汤、越婢加半夏汤、小青龙加石膏汤、文蛤汤等。

在"汗出而喘"的麻杏甘石汤中麻黄为四两，"续自汗出"的越婢汤中麻黄为六两，厚朴麻黄汤中麻黄为四两等，上述三方都是表里合病，都有太阳阳明证，所以解表发汗麻黄的剂量都比单纯表证的麻黄汤中的麻黄剂量大，体现了太阳阳明合病同治时，要适当增大解表力度的处方配伍原则。

表里合病的时候，清热药物多用生石膏配伍麻黄

热者寒之，也就是用寒凉的药物来清热，寒凉又分为辛寒、甘寒、苦寒、酸寒和咸寒。表里合病的时候，清热药物只用辛寒的生石膏配伍麻黄，不用苦寒的黄芩、黄连等。

黄芩、黄连味苦寒，苦寒有收敛的特点，不利于解表，解表是想让

气机向上、向外透达，而苦寒收敛不利于解表。石膏虽然是一个矿物质药物，但味辛，辛就有发散透散的作用。相对来说就不太妨碍解表，因此我们在解表配伍清热的时候，往往选择辛寒的生石膏与麻黄相配伍，基本上涵盖了《伤寒论》中表里双解、太阳阳明合病的治法，比如麻杏甘石汤、大青龙汤。小青龙汤水饮化热的时候，还可以加石膏，即小青龙加石膏汤等，还有越婢汤，桂枝二越婢一汤、厚朴麻黄汤等。

第 15 讲：重视太阳阳明合病

　　曹颖甫先生是近代经方大师，《经方实验录》是其医案集录，也是我们经常学习的一本医案。其书有一麻黄汤证案例（曹颖甫师讲授，姜佐景笔记），今天我们来系统学习一下。

　　若华之母，于六月二十三日亲至小西门外观看房屋，迨回家，已入暮，急欲睡，遂盖被卧，恶寒甚，覆以温衾，亦不能温，口角生疮，而目红，又似热证，腹中和，脉息浮紧有力，天时炎暑，温覆已久，汗仍不出，身仍无热。

　　处方：麻黄二钱，桂枝二钱，杏仁三钱，甘草一钱。服后，温覆一时，不动声色。再作一剂，麻桂均改为三钱，仍不效。更予一剂，如是续作续投，计天明至中午，连进四剂，了无影响。计无所出，乃请章次公来商，曰：当予麻桂各五钱，甘杏如前。

　　服后，果不满半小时，热作汗大出，臭气及于房外，二房东来视，掩鼻而立。人立房外内望，见病者被上腾出热气。口干渴，脉洪大，而烦躁。于是太阳病罢，随转属阳明，乃以调胃承气汤下之。

　　嗣后病证反复，调理月余方愈。周身皮肉多作紫黑色，历久乃退。

　　按照经方辨证六步法，我们来分析一下这个医案。

　　第一步：详细而准确地采集四诊信息。主要症状表现为恶寒甚、口角生疮而目红、腹中和、脉息浮紧有力、汗仍不出、身仍无热。

第二步：辨病位（表、里、半表半里）。前面刚讲了，什么时候考虑表证？急性的、外感的、发热的、四肢体表的、呼吸系统症状的时候，我们首先需要考虑有没有表证。本案的若华之母，明显是一个急性的发作过程，虽然没有发热，但是恶寒明显，而且是急性发作的恶寒，需要考虑是否存在表证。此时就需要依据表证的诊断标准来确诊或者排除了。这时候脑海当中我们要回想一下表证的诊断标准。依据患者的恶寒、无汗、脉浮紧，完全能够确定存在表证。通过腹中和，说明不是一个里实证。

第三步：辨病性（阴证、阳证）。通过脉浮紧有力，能够看出这是个实脉，正气不虚，是实证、阳证。需要注意，这里患者并无发热，如果根据第7条的"病有发热恶寒者，发于阳也；无热恶寒者，发于阴也"，患者无热、恶寒，似乎是个阴证。但实际上不是个阴证。因此我们更多的是通过虚实来辨阴阳。

第四步：确定六经。病位在表，病性为阳，是太阳病。

第五步：确定治法。证对应的治法是唯一的，太阳病的治法是辛温解表发汗。

第六步：辨方证。患者无汗、脉浮紧，表实、津液不虚，是麻黄类方，选麻黄汤。

经常有人说十个名老中医，看同一个患者能开出十张不同的方子，这样的情况临床中确实客观存在。那么为什么会开出十张不同的方子？就是因为他们脑海当中的辨证体系不一样，你用六经辨证，他用脏腑辨证，或者用卫气营血辨证、三焦辨证。诊断结果都不一样，处方肯定就不一样了。

曹颖甫先生开的是麻黄汤，通过经方辨治六步法，我们也能开出来麻黄汤。说明辨证思路是一致的。用六经辨证，是可以规范化的。如果我们都采用经方辨治六步法，完全能够达到曹颖甫老先生的水平。我们最后开出的方，基本上就大致相同了。

第15讲··重视太阳阳明合病

表证的治法是解表，也就是汗法，服药之后，一定要关注是否达到汗出的目的。还要千方百计地让患者尽快达到汗出。为什么？从正气和邪气角度来说，人得病是因为有邪气外来。表证的治法是汗法，就是通过发汗的方法祛除邪气，让邪气随着汗出而去。因此体若燔炭汗出而散。所以临床上很有必要加上一些辅助方法以达到发汗，称之为辅汗法。比如本案，曹颖甫也关注到"服后，温覆一时，不动声色"。怎么办？再做一剂，麻桂均改为三钱，仍不效。更予一剂。

服麻黄汤后，没有汗出，邪气不去，热自然就不退了。于是剂量加大，再服一剂。如是续作续投，计天明至中午，连进四剂，了无影响。这时候一定要反思了，为何临床无效？是辨证有误？还是其他问题？曹颖甫请了章次公来会诊。章次公先生也是首届国医大师朱良春先生的老师。章次公先生说辨证没问题，方剂也没问题，但是你的剂量太小，需要把麻黄、桂枝加大剂量，增量为麻黄、桂枝各 5 钱，也就是麻黄 15g，桂枝 15g，剂量比较大了。最早的时候曹颖甫的剂量是麻黄 6g，桂枝 6g。

服完药之后，果然不满半小时热作汗大出。汗出来之后，表证就解了。但是出现了新的问题，前面是恶寒、无汗、无热，现在是"热作汗大出，臭气及于房外，二房东来视，掩鼻而立。人立房外内望，见病者被上腾出热气。口干渴，脉洪大，而烦躁"。

表证解了，但传入阳明，阳明里热明显，表现为大汗出、口干渴、烦躁，于是曹颖甫先生给予调胃承气汤清泄里热。嗣后病证反复，调理月余方愈。周身皮肉多作紫黑色，历久乃退。

皮肉多作紫黑色，是皮下出血。也就是西医学所谓的 DIC，影响到凝血系统了。以卫气营血辨证来看，就是热入营血，热迫血液妄行所致。热入营血的原因是气分热重，比如本案的口干渴、脉洪大而烦躁，汗大出、臭气及于房外，都是阳明里热亢盛的表现。

一个普通外感，两大名医治疗一月，可见临床不容易。通过本案，我们能学到什么？除了前面的六步法能够得出和曹颖甫先生一样的处方外，我们能不能更好地总结经验呢？为什么解表后里热明显，导致热入营血出现周身皮肉多作紫黑色呢？

这里的热，无非是两种可能，第一，在初起的时候就有里热。第二，本来没有里热，表解后，邪气入里化热。如果是表邪入里化热，需要有个时间过程，明显本案不符合表证入里化热。所以只能是第一种情况，初起就有里热。

我们回过头来看初起症状，发现有这样一个小细节，有"口角生疮，而目红"。曹颖甫先生注意到这个细节了，说"又似热证"，说明不认为是一个里热。口角生疮，目红，老百姓都知道上火的时候，容易出现这几个症状，此时热象并不太重，没有出现口干口渴的典型里热，所以曹颖甫先生忽略了，说明临床中的细节，我们要给予关注。

典型的症状，我们能够诊断清楚，不典型的表证、不典型的热证，最容易忽略。所以六步法的第一步是全面而详细地采集四诊信息。初起就有口角生疮、目红的症状，说明初起就有里热，最大的可能是若华之母，必然是先有口角生疮、目红的内热，然后在内热基础上得了外感，也就是老百姓常说的寒包火。那么这样一来，初起就不是一个单纯的麻黄汤了，而是麻黄汤证基础上伴有一个内热的表现，就是太阳阳明合病。之前讲过太阳阳明合病的核心配伍在于麻黄和石膏。本案无汗，表证重，所以应该麻黄汤加生石膏，即大青龙汤。假若本案给予了大青龙汤，既能达到汗出表解，同时有生石膏寒凉清热，不至于加重里热，就不会出现后面的阳明热盛了，可能会更好一些。

麻黄汤本身是辛温的，如果里边有热，表里合病的情况下，没有表里双解，只是采用辛温的麻黄汤辛温解表，虽然能够解表发汗，但无异于抱薪救火、火上浇油，所以服完麻黄汤，汗出表解，但里热顿时加重了，最后热入营血而周身皮肉多作紫黑色了。

曹颖甫先生的治疗，可以说是先表后里，通过本案，能够看出，太

第 15 讲··重视太阳阳明合病

阳阳明合病的时候，先表后里不如表里双解更合适，所以在金元时期，刘河间系统提出了表里双解的思路，比如防风通圣散、双解散都是这样的思路。

当然我们作为事后诸葛亮来分析一下，我们认为，本案不是一个单纯的麻黄汤证，同时存在阳明里热，正因为是不典型的阳明里热，所以容易忽略，以至于没有寒凉清热。用麻黄汤后虽然表邪得汗而解，但里热加重，从而传变为阳明病的调胃承气汤证，出现了后续的热入营血等变证。不若以辛凉解表的大青龙汤治疗，解表而不助里热，清里热而不碍表。

外感病的内伤基础

需要重视外感热病与内伤基础疾病的关系，不同的内伤对外感病产生不同的影响，比如有里热，容易得阳证的外感，比如张飞体质的人，外感多是太阳阳明合病，甚至温病。林黛玉体质的人，平素内有虚寒，容易得胃肠型感冒，即虚人外感的建中汤证等。有内湿的患者容易感受外湿，也就是常说的同气相求、外内合邪。

《临证指南医案》曰："六气伤人，因人而化。阴虚者火旺，邪归营分为多；阳虚者湿盛，邪伤气分为多。"薛生白在《湿热病篇》中曰："中气足则病在阳明，中气虚则病在太阴。"章虚谷在《医门棒喝》中曰："治疗之要，首当察人体质之阴阳强弱，而后方能调之使安。"都指出了内在的寒热虚实，对外感的邪气性质包括传变都有影响。本质上都是表里合病的范畴。

临床上，表里合病要比单纯表证更常见，因为当前大多都有内伤基础，内伤基础上的外感，就是表里合病。需要注意，表里合病为泛指，包含有表里（半表半里）合病，如柴胡桂枝汤是太阳少阳合病，为表、半表半里的合病。

胡希恕先生医案：张某，男，44 岁，1965 年 3 月 25 日初诊：自昨日来，恶寒，无汗，项背强，头痛，腿痛，口唇干，舌苔薄白，脉浮紧。辨六经属太阳阳明合病，辨方证为葛根加石膏汤证：葛根三钱，桂枝三钱，麻黄三钱，白芍三钱，生姜三钱，大枣四枚，炙甘草二钱，生石膏一两。结果：上药服一剂，感冒证解。

采用经方辨治六步法，通过急性发病、恶寒、无汗、项背强、头痛、身痛、脉浮紧，辨认出是表证，同时口唇干，也是非典型的里热，因此是表里合病。脉紧为阳证，所以是太阳阳明合病，治法为表里双解。无汗、脉浮紧，所以用麻黄汤，有项背强，加葛根，即葛根汤，有口唇干的阳明里热，加生石膏，即葛根加生石膏汤。

临床中表里合病较单纯表证更为常见，平素阳热体质的人，外感的时候更加警惕表里合病。太阳阳明合病时，多用生石膏来清解里热，就形成了麻黄与石膏配伍的方证。其中大青龙汤为代表，大青龙汤可以看作是在麻黄汤证的基础上伴见阳明的无形之热，典型表现为烦躁、口渴等，不典型的如口舌生疮、目红、口唇干、心烦、舌红、苔黄、痰黄、涕黄、小便黄、大便干等。

第 16 讲：麻杏甘石汤

讲大青龙汤的时候，提出一个观点，对于表里合病，有表又有里热的时候，清解里热的药物优先考虑生石膏，因此太阳阳明合病，其核心就是麻黄和石膏的配伍。

《伤寒论》里边有很多关于合病和并病的描述。一发病，就有太阳病和阳明病，就是太阳阳明合病。初期只是太阳病，太阳病未解，又往里传，出现了阳明病，同时太阳病未罢，就是并病。合病、并病概念不同，但落实在治疗上，都一样，因为我们是辨证论治的，只要太阳阳明同时存在，无论是合病还是并病，治疗都是表里双解。

大青龙汤是太阳阳明合病的代表方，麻黄取其辛，辛以解表，石膏取其凉，凉以清热，合起来就是辛凉解表清热。《医宗金鉴》也说"热者以辛凉发其汗，大青龙汤"。掌握了大青龙汤，麻杏甘石汤就相对比较简单了。

63. 发汗后，不可更行桂枝汤，汗出而喘，无大热者，可与麻黄杏仁甘草石膏汤。

162. 下后不可更行桂枝汤，若汗出而喘，无大热者，可与麻黄杏子甘草石膏汤。

麻黄四两　杏仁五十个，去皮尖　甘草二两，炙　石膏半斤，碎，绵裹上四味，以水七升，先煮麻黄，减二升，去白沫，内诸药，煮取三升，去滓，温服一升。本云黄耳杯。

大家发现，两条条文，一个是发汗后，一个是下后，剩下的内容是基本一致的。表证，经过发汗也好下也好，就不是一个单纯的表证了。强调不可更行桂枝汤，说明还存在表证，但是不能用桂枝汤，因为桂枝汤是辛温的，此时是表不解同时有内热，辛温的桂枝汤就不合适了。古人云"桂枝下咽、阳盛则毙"，所以强调不可更行桂枝汤。怎么看出来有里热呢？虽无大热，但汗出而喘。胡希恕先生强调，无大热不是无热，大热指的是承气汤证的蒸蒸发热。这里的汗出，不是桂枝汤证的汗出，而是阳明里热逼迫津液外泄所导致的汗出，汗是臭味的。这里的喘，除了里热迫肺的因素，还有表邪不解，虽然有汗出，但表邪不解。没有表证的话，仲景还会用麻黄吗？而且麻黄的剂量还是四两，比麻黄汤证的三两还要大。

表邪未解，同时阳明里热明显，是表里合病的太阳阳明合病。所以治法是一方面解表、一方面寒凉清热，太阳阳明合病的核心思想在于麻黄和石膏的配伍，所以仲景用了麻杏甘石汤。

千古以来，辛温发汗峻剂的代表方是麻黄汤，麻黄汤无汗，麻黄只是三两。到了麻杏甘石汤中，麻黄变成了4两。到了有汗出的越婢汤（风水，恶风，一身悉肿，脉浮不渴，续自汗出，无大热，越婢汤主之）、大青龙汤中，麻黄变成了6两，剂量反而增大了。大青龙汤没有汗，麻黄加大能理解，但是为什么麻杏甘石汤、越婢汤有汗出，反而还把麻黄的剂量给加大了，这就体现了麻黄和石膏之间的两个药物的相互配合作用。

石膏虽然是辛甘微寒的，一定程度上不像黄芩、黄连有苦寒收缩作用，利于气机的畅达、表证的解除。但生石膏毕竟是一个寒凉的药物，一定程度上还是能够影响麻黄的发汗作用，因此有麻黄石膏配伍的时候，

第16讲··麻杏甘石汤

用麻黄解表，就必须要加大麻黄的剂量，否则不容易达到汗出的效果。

大青龙汤的时候，完全是麻黄汤证基础上见到一个烦躁，麻黄就由三两增到了六两。我们完全可以认为，四两麻黄、五两麻黄不足以汗出，正是由于生石膏约束了麻黄的解表发汗力度，所以大青龙汤方证才会用到六两麻黄。无汗的麻黄汤中麻黄剂量为三两，到了有汗出的麻杏甘石汤、越婢汤，反而要增大为四两和六两，也是源于石膏和麻黄的配伍。

麻杏甘石汤和越婢汤，虽然有汗出，但是表证不解，依然要有麻黄，因为有石膏的约束作用，麻黄的剂量反而还会要加大一点，也说明麻杏甘石汤、越婢汤中的四两、六两的麻黄，不会导致发汗，因为本来就有汗出的症状。

麻杏甘石汤的核心也是在于麻黄和石膏的配伍。可以认为麻杏甘石汤是大青龙汤的一个简方。比如麻黄、杏仁、生石膏、甘草这4个药在大青龙汤中都有。麻杏甘石汤中麻黄是四两。大青龙汤当中除了麻黄剂量六两以外，还有一个桂枝二两和生姜三两，所以大青龙汤的解表力度比麻杏甘石汤大。因此麻杏甘石汤有汗出，大青龙汤无汗。

表8　大青龙汤与麻杏甘石汤

方证	解表		清热		条文
大青龙汤	麻黄六两 桂枝二两 生姜三两	杏仁四十枚	生石膏如鸡子大	甘草（炙）二两 大枣十枚	太阳中风，脉浮紧，发热恶寒身疼痛，不汗出而烦躁者
麻杏甘石汤	麻黄四两	杏仁五十个	石膏半斤	甘草（炙）二两	发汗后，不可更行桂枝汤，汗出而喘，无大热者

大青龙汤中生石膏如鸡子大，麻杏甘石汤中石膏半斤，学者研究认为，鸡子大的石膏大约是90g，柯雪帆教授考证认为一两约折合15.625g，半斤八两，生石膏半斤约折合现在的125g，所以大青龙汤中的清热力量弱于麻杏甘石汤。

大青龙汤、麻杏甘石汤，同属于太阳阳明合病，治疗都是表里双解，都体现了麻黄合生石膏的配伍，麻杏甘石汤的一个特点是汗出，同时呼吸道症状以喘为主，所以石膏的剂量加大了，麻黄虽然有发汗的作用，因为有生石膏的约束作用，所以比麻黄汤中的三两麻黄剂量要大。

麻黄汤、麻杏甘石汤和大青龙汤一脉相承

麻黄汤、麻杏甘石汤和大青龙汤。这几个方子其实是一脉相承的。

单纯的典型表证，发热、恶寒、身疼痛、不汗出、脉浮紧，正邪交争于体表，欲汗出而不得汗出，没有里热，用麻黄汤辛温发汗解表，体若燔炭汗出而散，就能解决问题。表证太阳病，无汗、脉浮紧，用麻黄汤，表证比较轻，怎么办？那就把解表的力度减轻一点。类似方子有桂枝麻黄各半汤、桂枝二麻黄一汤的思路。

上次课，讲到了外感病的内伤基础，内伤能够影响到外感的发病和传变等。现在是春季，大家会发现，冬春季节的时候大家体内容易有内热，但是冬春季节气温变化比较大，就容易着凉外感，内热基础上外感，就是表里合病，外寒内热，以温病多见，需要表里双解，麻黄石膏的配伍就有机会，麻黄石膏配伍体现的就是辛凉解表法，要比银翘散的效果更好。类似于一杯热水和一杯冰水，兑在一起，就变成了温水，所以辛温解表和寒凉清热药物，配伍在一起，发挥出了辛凉解表的作用，大青龙汤、麻杏甘石汤都是辛凉解表的代表。

临床当中我们也发现，单纯的表证相对少见。表里合病更常见，比如说像张飞、李逵体质的人得感冒，肯定是阳证。如果平常有内热的话，那就是有表证又有里热，就多见于太阳阳明合病的大青龙汤或者麻杏甘石汤证。

有里热的情况下，需要清解里热。如果典型的麻黄汤证基础之上出现了阳明里热，那就是大青龙汤方证。表轻、里热也相对不重，可以用桂枝二越婢一汤的思路。表轻、里热重，就是麻杏甘石汤方证。

解表与清热两个治法，相当于一个跷跷板，施今墨先生有七解三清

（即解表药味和清里药味之比例为七比三，依此类推）、五解五清、三解七清等比例轻重不同，看表证、里证孰轻孰重了。有人问，剂量如何确定？剂量也是根据证来决定的，表证重，就加大解表力量，里热重，加大清热力量。同时还要根据患者的体质强弱来确定。即使张飞和林黛玉都是太阳阳明合病，表现为同一个方证，但方药的剂量绝对是不一样的。这就是因时因地因人的三因制宜原则。

太阳阳明合病，表不解就用麻黄。有里热就用石膏。可以认为麻杏甘石汤是大青龙汤的一个简方。就像四逆散可以认为是大柴胡的简方，是一样的道理。通过麻黄杏仁甘草石膏汤的方证梳理，理解了麻黄石膏的配伍规律，把麻黄汤、大青龙汤、麻杏甘石汤给串连起来了。大青龙汤是表重，在麻黄汤基础上见到阳明里热，以无汗、脉浮紧为特点，用大青龙汤。在太阳阳明合病的基础上，相对于大青龙汤证而言，表轻里热重，以热、喘、汗出为主症的，就是麻杏甘石汤。

第17讲：麻杏甘石汤医案带来的思考

我们下面看一个医案，还是《经方实验录》曹颖甫老先生的医案。

钟右，住圣母院路

初诊十一月初三日，伤寒七日，发热无汗，微恶寒，一身尽疼，咯痰不畅，肺气闭塞使然也。痰色黄，中已化热，宜……

按照经方辨治六步法来分析：

第一步：详细而准确地采集四诊信息。伤寒七日，病程长短不是诊断外感还是内伤的绝对指征，我们只看具体症状。什么症状？发热、无汗、微恶寒、身体疼痛，咯痰、痰色黄。

第二步：辨病位。如果用术语归纳总结一下，具有发热、恶寒、身疼痛，不汗出的症状。依据表证诊断标准，能够辨认出这是表证。同时有咯痰、痰色黄，已经不是单纯表证，有了里热。所以是表里合病。

第三步：辨病性。表证是发热、恶寒、身疼痛、无汗。我们之前讲过，辨阴证、阳证需要具体落实的辨寒热和辨虚实上面，这里没有提脉，但是一身尽疼和无汗，说明津液实，不虚，推测脉应该是相对偏紧的，而且是发热恶寒，所以是阳证。痰色黄，属热证。因此整体为阳证。

第四步：确定六经。即表阳证的太阳病和里阳证的阳明病。

第五步：确定治法。既然确定了太阳阳明合病，治法就是表里双解，一边解表，一边清解里热。

第六步：细辨方证。表证来看是发热恶寒、身疼痛、无汗，属于表实、津液不虚，前面在讲麻黄汤方证的时候提过，疼痛的原因是正邪交争于体表，人的津液聚集于体表，欲汗出而不得汗出的一种病理状态。所以一旦汗出，身体疼痛将豁然而解，所以身体疼痛与不汗出是有关系的，就是津液聚集于体表不汗出导致的身体疼痛，以头项强痛为典型代表。因此这里是太阳病，津液实，用麻黄汤。先把麻黄汤开出来。除了表证以外，它还有里热的阳明病，痰色黄，就要清解里热，跟表证相配伍的清解里热药物优先选用生石膏。所以这个方子基本上成型了，就是麻黄和石膏配合的一个方。这里首选大青龙汤。

（一）外感的时候多伴有咳痰喘的呼吸系统症状

这里还有一个咳痰不畅的症状，曹颖甫先生认为是肺气闭塞使然也。其实就是表证的症状反应。道理很简单，为什么？在外感的时候会出现咳痰喘。从脏腑来说，肺主皮毛，正邪交争于表，反应于皮毛，皮毛对应的脏腑是肺脏，所以在表证的时候就容易出现肺脏的气机不利，肺主宣发肃降，肺的气机不利，宣发肃降失常，就容易出现咳痰喘的症状。因此我们在表证诊断标准的时候也明确提出来了，呼吸系统症状的咳痰喘，需要我们高度警惕存在表证的可能。

通过经方辨治六步法的分析，按照我们的思路，我们可能会开出一个大青龙汤。为什么呢？发热、微恶寒、无汗、身疼痛，虽然是微恶寒，但表证未解，而且无汗、身疼痛，表证重，这是一个麻黄汤证。这里为什么强调恶寒？这是为了和温病学的风热外感相鉴别。在《中医内科学》讲感冒的时候，有两个重要的证型，风寒外感和风热外感，这也是经常考试的一道考题。请问风寒外感与风热外感的鉴别点是什么？

风寒外感、风热外感鉴别的关键在于寒热的鉴别。风寒外感，认为感受的是风寒邪气，寒性收引，所以风寒外感的表证，寒象特点、收引特点明显，所以是发热、恶寒、身疼痛、不汗出、脉浮紧，都是寒象收引的特点，其实就是典型的麻黄汤方证。而风热外感感受的是风热邪气，热属阳，其性开泄，因此风热外感的特点偏热象、开泄的特点，发热重、微恶风寒，有汗出、口微渴、舌边尖红、脉浮数，体现了热象开泄、热邪伤津的特点，表证轻而里热相对重。从温病学角度看属于卫分，从六经看属于太阳阳明合病，因为仍然存在表证，所以叶天士说在卫汗之可也。

表9　风寒、风热鉴别表

风寒外感	发热恶寒	恶寒重	身疼痛	不汗出	—	—	脉浮紧	单纯表证	太阳病	辛温解表
风热外感	发热微恶风寒	发热重恶寒轻	—	有汗出	口微渴	舌边尖红	脉浮数	表证＋里热	太阳阳明合病	辛凉解表

本案描述的发热、微恶寒，再加上痰色黄，说明曹颖甫先生想强调的是本案的内热明显。所以本案是一个表里合病。曹颖甫先生处方如下：

宜麻黄杏仁甘草石膏汤加浮萍。净麻黄三钱，光杏仁五钱，生石膏四钱，青黛四分同打，生草三钱，浮萍三钱。

我们看看曹颖甫先生的处方，用的是麻黄杏仁甘草石膏汤加减。麻黄三钱，剂量也不算太小。在讲大青龙汤的时候，大家还记得吗？曹颖甫老先生早年的时候，麻黄的剂量开得小，到了晚年的时候，麻黄剂量能够达到三钱到五钱了。

麻黄杏仁甘草石膏汤，同时加了寒凉清热的青黛四分，剂量比较小，加了有解表作用的浮萍三钱。如果我们看《经方实验录》会发现浮萍是当时江南地区常用的一个具有一定解表和清热作用的药物，有辛凉解表作用，当然解表和清热的力量比较弱。

【按】据史惠甫师兄言，钟姓少妇先因外出探望其父疾，心滋忧戚，归途白雪纷飞，到家即病。曾经中西医师杂治未瘥，又因身怀六甲，家人忧俱万分。耳师名，叩请出诊，惠甫兄随待焉。初诊时，病者面赤气喘，频频呼痛，腹部尤甚，按脉浮紧。师谓此证易治，不足忧，径疏本方。

按语说患者外出探望其父，有心事，心滋忧戚，内在的阴阳失和，存在容易外感的基础，加上外边白雪纷飞着凉了，就是一个表里合病。这就体现了外感病的内伤基础。往往先有里边的问题，才容易导致外感，经常就是人体内部先出了问题，不管是情绪的，还是其他问题，体内的阴阳一旦失衡，就容易招引外邪的入侵。换成老百姓常说的话，就是苍蝇不叮无缝的鸡蛋，物必先腐而后虫生，中医的术语就是邪之所凑、其气必虚，正气存内、邪不可干。

在按语中，还提供了案中没有提到的几个症状，面赤、气喘、频频呼痛，腹部尤甚，结合发热、咯痰色黄、气喘、频频呼痛，在西医学看来可能存在肺炎。脉浮紧，是正气不虚，正邪交争有力。有表先解表，最起码也是表里双解。所以麻黄是必须要用的。老先生之所以用麻杏甘石汤，没有用大青龙汤，在于本案有气喘的症状。

老先生说"此证易治，不足忧，径疏本方"。为什么不足忧？因为辨证有把握，辨证准确才能效如桴鼓。如果辨证都不肯定的话，你立法处方就不太肯定，也就不会说出不足忧的话了。辨证是论治的前提，只要你对辨证结果非常肯定，你就能够预期到你这个方用下去的疗效。

二诊：十一月初四日，昨进麻杏甘石汤加浮萍，汗泄而热稍除，惟咳嗽咯痰不畅，引胸腹而俱痛，脉仍浮紧，仍宜前法以泄之。

净麻黄三钱五分，生甘草二钱，生石膏六钱，薄荷末一钱同打，光杏仁四钱，苦桔梗五钱，生薏仁一两，中川朴二钱，苏叶五钱。

二诊的时候，说昨进麻杏甘石汤加浮萍，汗泄而热稍除。注意了，汗泄而热稍除，出了汗，但是热稍微减轻，依然发热，脉仍浮紧。看症状有所减轻，也发了汗了，但是整体来看，证有变化吗？没有。虽然汗出来一点，脉依然浮紧，说明太阳病表实证依然未除，治法依然是发汗。

（二）服麻黄汤后有汗出，还能继续用麻黄汤吗？

之前也有人问说，麻黄汤证，服完麻黄汤之后，还可不可以继续服？原则上来说，服用麻黄汤后有汗出，就不能再用麻黄汤。一方面汗出后可能表已解，或汗出后表虚，再用麻黄汤出大汗就不合适了。但是有一种情况，服完麻黄汤之后，虽然出汗了，但是表证不解，麻黄汤证依然存在的时候，该用还要用，比如本案虽然出汗了，但是表证依然存在，脉仍浮紧，所以依然需要用麻黄。故曹颖甫先生说，仍宜前法以泄之。

这里的泄，不是泄下，而是发汗。初诊的时候麻黄是三钱，此时调整为三钱五分，不仅剂量加大，而且还加入了薄荷末一钱、苏叶五钱。薄荷是温病学派常用的具有清热透邪发汗作用的药物，算是辛凉解表的药物。大家吃过薄荷糖吗？可以体会一下，薄荷糖入口，你就感觉有一股冰凉清透的感觉，所以薄荷具有透邪发汗解表的作用。苏叶也是常用的辛温解表药物，尤其经常和杏仁配伍，如杏苏散。苏叶 15g，剂量不算小，明显增强了解表发汗的力度，说明曹颖甫先生认识到，虽然有汗出，但汗出的不够，表证依然存在，仍然需要继续发汗。因此二诊的时候，解表的力量比初诊的时候还明显加大了。

【按】据史惠甫兄言，二诊时病者已能与师对语，神情爽适，不若初诊时之但呼痛矣。稔知服药后，微汗出，一身尽疼者悉除。惟于咳嗽时，胸腹部尚觉牵痛耳。师谓本可一剂全愈，适值天时阴雨，故稍缠绵，乃加苡仁、厚朴、苏叶等与之。

自服第二方后，又出微汗，身热全除，但胸背腹部尚有微痛，游移不居。又越一日，病乃全瘥，起床如常人。

按语中提到，二诊的时候，患者症状减轻，微汗出，一身尽疼者悉除。说明表证是在减轻的，但是因为脉浮紧，认为表证虽然减轻但未除。

师谓本可一剂痊愈，适值天时阴雨，故稍缠绵。阴雨天的环境不利于汗出、不利于解表，这是他们的分析。自服第二方后，又出微汗，身热全除……又越一日，病乃全瘥，起床如常人。服了第二个方之后，又出微汗了，这时候身热全除，基本痊愈。

这个医案，我们需要复盘一下，第一诊的时候，用麻杏甘石汤，加浮萍增强解表，加青黛增强清解里热，吃完药之后，虽然汗出了，但脉依然浮紧，表证未解，仍需继续发汗，故二诊的时候不仅加大了麻黄剂量，还加入了薄荷、紫苏叶增强解表发汗。吃完药之后又出微汗，表证才算真正解了，最后痊愈了。

基于经方辨治六步法，我们认为本案应该是大青龙汤方证，但曹颖甫先生因为初诊有发热、微恶寒、气喘的症状，首诊用麻杏甘石汤加减，但是本案无汗、身疼痛、脉浮紧，表证重，麻杏甘石汤解表力量是否偏弱不足呢？如果首诊麻黄的剂量，开个四钱或者五钱，是否能够达到一次汗出表解的疗效呢，是否更有利于表证的解除？如果首诊的时候，就开个麻黄汤加石膏，或者大青龙汤，会不会更好一些？

麻杏甘石汤也是表里合病，太阳阳明合病，相对于大青龙汤证而言，表轻里热重，以热、喘、汗出为主症的，就是麻杏甘石汤。本案虽然有发热、喘，但实际上无汗、身疼痛、脉浮紧，表证重，虽然有气喘，但不属于麻杏甘石汤方证。所以我们认为，初诊给予大青龙汤可能更合适。同时再次验证了一个经验，表证解表的时候，发汗的力度可以适当加大一些，注意汗出表解止后服即可。

第18讲：太阳阳明合病的下利

前面我们讲了太阳阳明合病的大青龙汤、麻杏甘石汤，今天接着分析葛根芩连汤，也是太阳阳明合病的方证。

32. 太阳与阳明合病者，必自下利，葛根汤主之。

33. 太阳与阳明合病，不下利但呕者，葛根加半夏汤主之。

葛根汤其实就是在桂枝汤基础之上加麻黄、葛根而成，它也是一个标准的太阳病的主方，解表发汗。只不过葛根相对麻黄、桂枝而言，质润，平和，也被称之为解肌。第32条的太阳阳明合病，出现了下利的症状。当然这个下利不是一定出现的，因为第33条同样是太阳与阳明合病，并不下利只是呕，说明太阳阳明合病不是一定出现下利。第32条是必自下利，而第33条是不下利，因此第32条的实际意思是"太阳与阳明合病，自下利者，葛根汤主之"。

里证的症状反应主要在胃肠，以二便异常为典型症状，所以第32条的下利属于里证。但是这里为什么没有加里证的药物呢？我们需要思考，首先这里的下利症状不重，其次本条下利的原因在于表证不解导致的津液敷布失常而形成的一种下利，下利的原因、主要矛盾在于表证不解，所以解表之后下利能够缓解，因此不需要加入治疗下利的药物。如果下利症状重，属里热所致的话，需要加黄芩、黄连，如果下利是里虚寒导致的，气虚者加炒白术、茯苓或四君子汤，阳虚明显加附子、干姜或四逆汤。

我们要明白这个逻辑思维，第32条的下利虽然属于里证，其原因在于表证不解，同是下利的症状相对不重。治疗上只是给予葛根汤解表，也体现了阳证合病的时候，有表先解表的思路，后世也称之为逆流挽舟法。如果此时里证阳明内热比较明显急迫，也可以表里双解，比如遵循葛根芩连汤的思路，直接在葛根汤中加入黄芩、黄连。服葛根汤后，表证解了，若仍然下利，可以继续从里辨证论治即可。

属于太阳阳明合病的方证有麻杏甘石汤、越婢汤、大青龙汤等，但条文中明确标出太阳阳明合病的条文共3条，分别是第32条、33条和36条。

32. 太阳与阳明合病者，必自下利，葛根汤主之。

33. 太阳与阳明合病，不下利但呕者，葛根加半夏汤主之。

36. 太阳与阳明合病，喘而胸满者，不可下，宜麻黄汤。

表里合病，有阳证的合病，如太阳阳明合病，也有阴证的合病，如少阴太阴合病。正气不虚的是阳证，可以先祛邪。必须坚持有表先解表，先表后里或者表里双解。但是阴证的时候，正气不足，就像打仗一样，后勤后防同样重要，因此阴证的合病，可以表里双解，甚至里证虚寒明显急迫的时候，还要先救里再解表，因为这时候里证急迫，正气明显不支了，治疗当然是先救命再治病了，若还坚持先解表，命就没了。这就是为何第91条先救里再救表。

91条：伤寒，医下之，续得下利，清谷不止，身疼痛者，急当救里；后身疼痛，清便自调者，急当救表。救里宜四逆汤，救表宜桂枝汤。

第32条、33条和36条，三条条文冠名以太阳与阳明合病，分别用葛根汤、葛根加半夏汤、麻黄汤治疗，都是强调了有表先解表的思路，也反映了里证不重。因此强调，在阳证合病情况下，假如里证不重，正气不虚，首先解表。

33. 太阳与阳明合病，不下利但呕者，葛根加半夏汤主之。

葛根四两　麻黄三两，去节　甘草二两，炙　芍药二两　桂枝二两，

去皮　生姜二两，切　半夏半升，洗　大枣十二枚，擘

上八味，以水一斗，先煮葛根、麻黄，减二升。去白沫，内诸药，煮取三升，去滓，温服一升。覆取微似汗。

因为呕，所以加半夏。半夏和胃止呕，在于温化水饮。本条的下利或呕，都是水饮所致。第172条："太阳与少阳合病，自下利者，与黄芩汤；若呕者，黄芩加半夏生姜汤主之。"黄芩汤证基础上见到了呕，同样加半夏。因为下利、呕，多有水饮因素，虽然是热邪所迫。有水饮的呕就可以加半夏。

34. 太阳病，桂枝证，医反下之，利遂不止，脉促者，表未解也，喘而汗出者，葛根黄芩黄连汤主之。

葛根半斤　甘草二两炙　黄芩三两　黄连三两

上四味，以水八升，先煮葛根，减二升，内诸药，煮取二升，去滓，分温再服。

葛根芩连汤也是太阳阳明合病，以下利为主症。葛根加半夏汤为不下利。黄芩、黄连是临床常用的清热类药物，热者寒之，《伤寒论》中清热类的药物大致分为四类：石膏类方、栀子类方、大黄类方、芩连柏类方。因为黄芩、黄连、黄柏性味近似，都是苦寒的代表药物，可以把芩连柏放在一起讨论。

本条是太阳病桂枝证，病位在表当治以解表，但错误地给予下法，出现了利遂不止，便出现了里证。此时脉促、表未解，说明促脉是表证的脉，脉浮沉定表里，所以促脉应该有浮的因素在里面，胡希恕先生认为脉促，不是急促的脉，而是"关以上浮、关以下沉"。

下利属于里证，而里证分为阳明和太阴，也就是里阳证和里阴证。阳明的下利属于热证，下利主要治以清热止利，如芩连。而太阴病的下利属于虚寒，治以温补，甚则固涩，如理中汤、四逆汤、赤石脂禹余粮汤。

阳明病下利主要有两个方证，葛根芩连汤、白头翁汤。从六经角度

而言，葛根芩连汤是太阳阳明合病，而白头翁汤是单纯的阳明病，临床上遇到一个热证下利的时候，先辨六经，看有没有表证，如果还有表证，属于太阳阳明合病，用葛根芩连汤，如果没有表证，是单纯的阳明病的下利，可以直接用白头翁汤。

我们看一个曹颖甫先生的医案。

李孩，疹发未畅，下利而臭，日行二十余次，舌质绛，而苔白腐，唇干，目赤，脉数，寐不安，宜葛根芩连汤加味。

　　粉葛根六钱　细川连一钱　怀山药五钱　生甘草三钱　淡黄芩二钱
天花粉六钱　升麻钱半

李孩服后，其利渐稀，疹透有增无减，逐渐调理而安。湘人师兄亦在红十字会医院屡遇小孩发麻疹时下利，必治以本汤，良佳。又有溏泄发于疹后者，亦可以推治。

本案先辨六经，虽然没有典型的表证，但是疹发未畅也发生于体表肌肤，需要通过解肌达到透疹，疹发未畅就是表邪未解的表现。同时下利而臭，说明是热证的下利，属于里阳证的阳明病。舌质绛、唇干、目赤、脉数、寐不安，都支持是阳证。因此本案是太阳阳明合病的下利，用葛根芩连汤治疗，加入怀山药、天花粉益气生津，升麻配合葛根清热透疹。需要注意，包括《皇汉医学》都提到了这个经验，那就是"遇小孩发麻疹时下利，必治以本汤，良佳"。因为小孩子麻疹时，多有表证。我们给凝练成，太阳阳明合病的下利用葛根芩连汤，小孩子发疹时多见太阳阳明合病。

关于下利。除了太阳阳明合病可以出现下利，太阳少阳合病的时候，同样可以出现下利。

172. 太阳与少阳合病，自下利者，与黄芩汤；若呕者，黄芩加半夏生姜汤主之。

黄芩三两　芍药二两　甘草二两，炙　大枣十二枚，擘。

条文也没有太多症状，主症是下利。以方测证来看，以黄芩为主药，黄芩苦寒清热坚阴止利，芍药、甘草、大枣属于益气养阴，因此属于热性下利，当属于阳明病。结合葛根芩连汤、白头翁汤，甚至乌梅丸的寒热错杂的下利，可以发现黄芩、黄连、黄柏是热证下利的主药，起到苦寒清热、坚阴止利的作用。

63. 发汗后，不可更行桂枝汤，汗出而喘，无大热者，可与麻黄杏仁甘草石膏汤。

162. 下后不可更行桂枝汤，若汗出而喘，无大热者，可与麻黄杏子甘草石膏汤。

麻杏甘石汤和葛根芩连汤一样，都是太阳阳明合病，麻杏甘石汤的主症是"汗出而喘"。葛根芩连汤是"喘而汗出"，二者的鉴别点在于解表和清热的角度不同，麻黄的解表力量大，同时后世认为有宣肺的作用，同时生石膏辛寒，清无形之热，因此麻杏甘石汤的症状除了汗出而喘，更多在于表不解和热邪迫肺的喘。而葛根芩连汤的葛根解表力度弱，黄芩、黄连苦寒坚阴止利，所以葛根芩连汤除了汗出而喘，更多在于表不解和阳明下利，偏于里证。

方有六经的归属，同样药物也有六经归属，比如生石膏、大黄归属于阳明病范畴，附子、干姜、吴茱萸归属于阴证范畴，而麻黄、桂枝、葛根归属于太阳病范畴，其中桂枝较为特殊，既有解表作用，也有温阳作用。麻黄辛温发汗力量大，而葛根甘平偏润，解表发汗力度偏弱，同时有一定的生津润燥清热作用。葛根的类方有葛根汤、桂枝加葛根汤、葛根加半夏汤、葛根芩连汤。有学者总结葛根的四个功效：止渴，解酒，发散表邪，发痘疹。

太阳阳明合病的时候，属于阳证的合病，正气不虚，假若出现下利，若里证并不急迫，表证重，可先解表，表解了，人体的里证一定程度上能够恢复甚至痊愈，如葛根汤。若呕，属于水饮所致，加半夏。如果太阳阳明合病，下利的里证急迫，而表证相对轻，就变成了葛根芩连汤。此时的清热，就不用生石膏，需要用黄芩、黄连的苦寒来达到苦寒清热、坚阴止利的目的。同时要注意葛根芩连汤和麻杏甘石汤方证的鉴别。

第 19 讲：小青龙汤（外邪里饮）

《医宗金鉴》曰：漫言变化千般状，不外阴阳表里间。六经的本质是三个病位、两个病性构成的，表、半表半里、里是病位，阴、阳为病性。单一的六经相对少见，治疗起来也更简单，但临床疾病往往复杂，更多的是两经甚至三经的合病并病，治疗起来就需要权衡取舍。

临床表里合病要比单纯表证或单纯里证更常见一些。表里合病以太阳阳明合病、太阳太阴合病最为常见。其中太阳阳明合病以大青龙汤为代表方，太阳太阴合病以小青龙汤为代表方。如《医宗金鉴》曰：热者以辛凉发其汗，大青龙汤；寒者以辛温发其汗，小青龙汤。

前面讲了太阳阳明合病的大青龙汤、麻杏甘石汤、葛根芩连汤，今天我们学习一下太阳太阴合病的代表方小青龙汤方证。

第 40 条：伤寒表不解，心下有水气，干呕、发热而咳，或渴、或利、或噎、或小便不利、少腹满、或喘者，小青龙汤主之。

伤寒表不解，心下有水气。表不解就是存在表证，心下有水气就是内有水饮，属里证，点出了小青龙汤的病机是外邪里饮，本条也是外邪里饮说法的来源。

人体内环境离不开水，人体 70% 的成分是水，能够被人体正常利用的水液称为"津液"，津液代谢敷布失常停聚，不能被人体正常利用就是

"废水"，即"痰饮水湿"。痰饮水湿是临床常见且重要的致病因素，本身为病理产物，同时又是新的致病因素，可导致新的病证，在临床中不容忽视。西医学中的诸多疾病都可以参照痰饮水湿证治。在《金匮要略》中，仲景既有专篇，又散在各篇章详细阐述痰饮水湿。夫饮有四，有痰饮，有悬饮，有溢饮，有支饮，更有留饮、伏饮等；水气病篇亦有风水、有皮水、有正水、有石水、有黄汗，更有里水等。系统阐述痰饮水湿的篇章有《痉湿暍病脉证并治第二》《痰饮咳嗽病脉证并治第十二》《消渴小便不利淋病脉证并治第十三》《水气病脉证并治第十四》《黄疸病脉证并治第十五》《呕吐哕下利病脉证治第十七》等，方证更是涉及苓桂术甘汤、五苓散等方。临床上痰饮水湿非常常见，我们需要加以重视。

痰饮水湿停聚于体内，可为有形，亦可为无形。不是说从肺里面咯吐出来的才是痰饮水湿，更多的痰饮水湿并没有明显的咯痰症状。

以湿邪为例，其致病特点为：湿为阴邪、易伤阳气；湿性黏滞、易阻气机、病程长；湿邪趋下，易犯脾胃等。理解了湿邪的致病特点，有助于我们掌握痰饮水湿四诊上的症状表现。

痰饮水湿容易郁阻气机，可随气机周流无处不到。因此痰饮水湿所致病证与气机升降出入失调密切相关，可表现于多部位的气机失调。痰饮水湿随气可逆于上或迫于下，故有诸多或然证。如在表则身肿、身痛、身困、酸乏、四肢水肿，饮气逆于胃则呕吐，滞于心下则心下痞，困阻脾胃则脘闷、呕恶、纳呆，凌于心则悸，射肺则咳喘，上逆则头部晕眩、耳鸣，阻于胸腹则胸满、腹胀，下迫于肠则二便不利、大便黏滞不爽等。

小青龙汤为外邪里饮，水饮困于里，气机不畅，水饮随气升降，出现了诸多的或然证，如条文所述的"干呕、发热而咳，或渴、或利、或噎、或小便不利、少腹满、或喘者"，皆是水饮在里，水气互结，上下攻冲所致的一系列或然证。或然证就是可以出现也可以不出现，出现的症状越多则越支持水饮。

小青龙汤方：麻黄、芍药、细辛、干姜、甘草（炙）、桂枝（去皮）

各三两，五味子半升，半夏（洗）半升。

小青龙汤的外邪：有表解表，条文中并没有明确提出表证的症状，只是告诉我们存在表不解，仲景用麻黄、桂枝、白芍、甘草来解表，用到了麻黄，说明表证相对重，类似于麻黄汤的表证。

小青龙汤的里饮：治疗痰饮水湿，遵循仲景提出的"病痰饮者当以温药和之"的治疗原则。小青龙汤的里饮为寒性水饮，归属于阴证的太阴病，仲景用半夏、干姜、细辛、五味子温化水饮。五味子酸敛，一方面和白芍配伍起到避免发大汗而伤津液，同时佐制半夏、干姜、细辛的辛温，避免过于温化而伤津液。我们可以把姜夏辛味看成一个药对。小青龙汤外散表邪、内化水饮，属于表里双解。水饮祛除，则诸多或然证迎刃而解。

第 41 条：伤寒，心下有水气，咳而微喘，发热不渴，服汤已渴者，此寒去欲解也，小青龙汤主之。

伤寒，心下有水气。类同于 40 条的"伤寒表不解，心下有水气"。本条的主要症状是呼吸系统的咳、喘。肺为娇脏，容易受到内外各种因素的影响，从脏腑角度而言，肺主皮毛，而表证的正邪交争反映于体表，因此表证的时候能够影响肺气的宣发肃降，从而出现咳喘。比如麻黄汤可以有咳、喘，后世一首治疗咳嗽的著名方剂三拗汤就是麻黄汤化裁。里热的时候热邪迫肺也容易导致咳、喘，肺与大肠相表里，腑实证的承气汤可以出现咳喘，半表半里阳证的小柴胡汤也有咳嗽。同样水饮也会导致，比如本条小青龙汤。伤寒表不解，心下有水气，共同导致了肺气宣发肃降失常而表现为咳、喘。

发热不渴，服汤已渴者，此寒去欲解也。小青龙汤为外邪里饮，太阳太阴合病。表证是没有口渴的，无论是表阳证太阳病的麻黄汤、桂枝汤，还是表阴证少阴病的桂枝加附子汤、麻黄附子甘草汤，都是没有口渴的，因为没有热证，热证时候热伤津液才会有口渴。因此表证伴有口渴的，就不是单纯的表证。风寒外感没有口渴，风热外感有口渴。风热外感，在我们看来是太阳阳明合病，不是单纯表证。小青龙汤是外邪里饮，里饮是阴证的寒邪水饮，所以小青龙汤证本身没有口渴，服小青龙汤后，水饮得以温化祛除，出现了口渴，反映了寒性水饮祛除，正常生理功能的恢复。如果口渴明显，也不除外小青龙汤的辛温导致产生了内热。

小青龙汤在《伤寒论》《金匮要略》共5条。最重要的条文就是上面的2条。在《金匮要略》中还有3条。

1. 病溢饮者，当发其汗，大青龙汤主之，小青龙汤亦主之。

2. 咳逆倚息不得卧，小青龙汤主之。

3. 妇人吐涎沫，医反下之，心下即痞，当先治其吐涎沫，小青龙汤主之。涎沫止，乃治痞，泻心汤主之。

饮水流行，归于四肢，当汗出而不汗出，身体疼重，谓之溢饮。可见溢饮的病机是当汗出而不汗出，属于表证，水饮在表，导致身体疼重，所以溢饮的治法是汗法。需要再辨是大青龙汤方证还是小青龙汤方证，不是说随便用哪个方就行。

外邪里饮，表不解导致肺气宣发肃降失常，可以出现咳痰喘，水饮凌心迫肺，同样可以出现咳痰喘，共同导致了咳逆倚息不得卧。类似于西医学的心功能不全，表现为患者端坐位呼吸，咳喘不能平卧，往往伴有下肢水肿，类似于溢饮。我们反复强调，经方是辨证论治的，不是辨病和辨症状论治的，见到一个心功能不全的咳逆倚息不得卧的患者，不能先入为主地认为一定是小青龙汤证，依然坚持先辨六经继辨方证。

妇人吐涎沫，只能说明内有水饮。表证治以发汗，只有里实证才能下之。对于水饮只能温化，医反下之，出现了心下即痞，说明下之是错误的治法。正确的治法是当先治其吐涎沫，小青龙汤主之。用小青龙汤来治疗，说明本条还存在表不解的症状，属于外邪里饮。涎沫止，表邪得解，水饮得化，再治痞。

《温病条辨》中焦篇四十七条：秋湿内伏，冬寒外加，脉紧无汗，恶寒身痛，喘咳稀痰，胸满舌白滑，恶水不欲饮，甚则倚息不得卧，腹中微胀，小青龙汤主之；脉数有汗，小青龙去麻、辛主之；大汗出者，倍桂枝，减干姜，加麻黄根。

温病学派成熟于明清，以叶天士、薛生白、吴鞠通、王孟英为代表。吴鞠通本人也是从学习经方入手的，本条也可以看作是一个典型的小青龙汤医案。依据经方辨治六步法，通过恶寒、身痛、无汗、脉紧，判断病位在表。稀痰、舌白滑、恶水不欲饮，属太阴病痰饮水湿，因此是太阳太阴合病的外邪里饮证。其中喘咳、胸满、倚息不得卧、腹中微胀，都是痰饮水湿迫肺、困阻气机的症状表现。本案表证以无汗、脉紧，属麻黄类方，里为寒性水饮，苔白滑，水饮重，故用小青龙汤治疗。

《伤寒论》《金匮要略》多处涉及痰饮水湿，痰饮水湿在里可以阻遏气机，多或然证，如小青龙汤的"干呕、发热而咳，或渴、或利、或噎、或小便不利、少腹满、或喘者"，皆是水饮在里，水气互结所致的一些或然证。外邪里饮证型的治疗，当遵循表里双解，小青龙汤是外邪里饮的表里双解治法的典型代表。此种情况下，外邪与里饮互相制约，表不解则气机不利，里饮遏阻气机，互相影响，单纯解表不化饮则辛温药物容易激动水饮引起变证，单纯化饮不解表则气机不畅不利于水饮的祛除，因此需要解表化饮同时进行。

综上所述，小青龙汤方证归属于太阳太阴合病的外邪里饮，病机为"伤寒表不解，心下有水气"。其中表不解属太阳，以麻黄汤表证为特点，可以见到发热、恶寒、身疼痛、不汗出、鼻塞、流鼻涕、喷嚏等症状，也有一些非典型的症状，如遇寒加重。心下有水饮属于太阴病的水饮，内有水饮可以郁阻气机，所以脉象可能浮紧，也可能沉紧。水饮为寒性，可随气机上冲下迫，表现为诸多的水饮的或然证，其中常见呼吸系统的咳痰喘，水饮郁阻气机，常有胸闷、头眩晕、心悸、腹满、二便异常等，水饮的典型代表症状为舌淡苔润滑、大量清稀白痰泡沫痰、大量清鼻涕等。需要注意，小青龙汤本身为寒性的水饮，所以痰液、鼻涕都是清稀、大量为主，多无口渴症状。

小青龙汤为外邪里饮证的代表方，解表兼以温化水饮，表里双解。其中半夏、干姜、细辛、五味子可以看作一个药对，整体配合发挥温化水饮的效果，符合"病痰饮者，当以温药和之"的治疗原则。水饮的诸多或然证，是水饮所致，比如小青龙汤的咳喘，并不需要加入后世所谓的降逆平喘的药物，而是针对病机去治疗，只要表解、水饮得化，不治咳喘而咳喘自止。这就是辨证论治的优势。

第20讲：小青龙汤类方的射干麻黄汤、厚朴麻黄汤

　　小青龙汤为外邪里饮的典型代表方，即太阳太阴合病，也有医家形象地称之为外邪激动里饮、寒风夹饮等。小青龙汤证更常见于平素里有水饮的患者外感风寒。

　　当前社会，人们多脾虚痰湿，因为平素就有痰饮水湿，外感风寒的时候就容易表现为小青龙汤证。内有阳明里热，外感风寒的时候容易表现为大青龙汤方证、麻杏甘石汤方证。

　　小青龙汤为太阳太阴合病的外邪里饮证的典型代表方剂。因为外邪里饮临床比较常见和重要，同时仲景也给出小青龙类方：射干麻黄汤、厚朴麻黄汤。出自《金匮要略·肺痿肺痈咳嗽上气病脉证治第七》。

　　咳而上气，喉中水鸡声，射干麻黄汤主之。

　　方药组成：射干三两，麻黄四两，生姜四两，细辛、紫菀、款冬各三两，五味子半升，大枣七枚，半夏（洗）半升。

　　咳而脉浮者，厚朴麻黄汤主之。

　　方药组成：厚朴五两、麻黄四两、石膏如鸡子大、杏仁半升、半夏半升、干姜二两、细辛二两、小麦一升、五味子半升。

　　方从法出、法随证立。我们在经方辨治六步法中提出，根据辨证确

定治法、根据治法确定方剂，因此方是和证相应的。第317条方后注曰：病皆与方相应者，乃服之。后世归纳为辨证论治，在经方中就是方证相应。方证相应是仲景辨治思想的具体体现。因为方证相应，一般情况下是以证定方，但也可以倒过来，以方测证来反推方剂的适应证。射干麻黄汤、厚朴麻黄汤因条文简练，从原文入手难以把握临床要点，此时就可以利用方证相应的原理来反推，称之为以方测证。故以小青龙汤为底方，来解析射干麻黄汤、厚朴麻黄汤的临床应用。

表 10　外邪里饮三方

方剂	温化水饮	解表	其他	条文
小青龙汤	半夏、细辛、姜（干姜、生姜）、五味子	麻黄三两、桂枝三两、芍药三两	干姜、甘草各三两	伤寒表不解，心下有水气，干呕、发热而咳，或渴、或利、或噎、或小便不利、少腹满、或喘者，小青龙汤主之
射干麻黄汤		麻黄四两、生姜四两	射干三两、紫菀三两、款冬三两、大枣七枚	咳而上气，喉中水鸡声，射干麻黄汤主之
厚朴麻黄汤		麻黄四两	厚朴五两、杏仁半升、石膏如鸡子大、干姜二两、小麦一升	咳而脉浮者，厚朴麻黄汤主之

1.三方从方药组成，以方测证来看，都有麻黄解表，半夏、细辛、姜（干姜、生姜）、五味子温中化饮，故皆属于太阳太阴合病的外邪里饮证。其中以小青龙汤为典型代表方剂。里有水饮的情况下，水饮郁阻气机，因此解表的力量需要大一些，这就是为何治疗外邪里饮的时候，解表药物以麻黄为主。

2.三方解表力度分析：三方都有麻黄，小青龙汤麻黄为三两，臣以桂枝、芍药；射干麻黄汤、厚朴麻黄汤为麻黄四两。其中射干麻黄汤有生姜四两，厚朴麻黄汤中有石膏可减弱麻黄发汗力度。故发汗解表而言，小青龙汤发汗解表力量最大，射干麻黄汤次之，厚朴麻黄汤最弱。也就是小青龙汤的表证最重，厚朴麻黄汤表证最轻。

3. 温中化饮力度而言：三方共用干姜（生姜）、半夏、细辛、五味子温中化饮，其中射干麻黄汤为生姜。生姜、干姜皆具有温中化饮作用。干姜、甘草有甘草干姜汤方义。生姜、半夏有小半夏汤方义。从具体药物剂量来看，温中化饮力度以小青龙汤最大，射干麻黄汤次之，厚朴麻黄汤较弱。

4. 补虚方面：小青龙汤有甘草，射干麻黄汤有大枣，厚朴麻黄汤有小麦。痰饮水湿产生的根本问题在于太阴，也即后世所谓的"脾为生痰之源、肺为贮痰之器"说法由来。若不解决太阴虚寒状态，否则水饮虽去却易复聚。除了半夏、干姜（生姜）、细辛的温化水饮，从三方的甘草、大枣、小麦，也可看出解表祛饮时也要重视太阴问题的解决。甘草为调和之药，大枣甘温养血利水，如十枣汤、葶苈大枣泻肺汤等皆用大枣佐助。小麦甘平，补养助脾安正气。其中小麦一升，用量最大，煎煮法为先煮小麦熟，去滓内诸药。故补虚力度而言，厚朴麻黄汤最大，小青龙汤、射干麻黄汤次之。临床中，对于水饮明显也可以合入白术、茯苓，增强补虚和利水的作用。

5. 喉中水鸡声，说法不一，有如蛙鸣。传统认为痰饮水湿影响肺气宣发肃降，肺气不降而反逆，故咳。水气夹杂上入喉间，为呼吸之气所激，则作声如水鸡。大家见过支气管哮喘发作的患者，喉间发出的拉长的"吼叫"的声音，是哮喘发作时的气道痉挛加上气道黏液高分泌的痰液，气流与痰液冲击发出的声音，因此喉中水鸡声是痰气互激发出的声音，需要降逆的同时配合化痰。

射干麻黄汤有紫菀、款冬、射干。其中紫菀、款冬为常用对药，《本经》曰：紫菀，味苦温，主咳逆上气；款冬花，味辛温，主咳逆上气，善喘、喉痹，诸惊痫，寒热邪气；《本草备要》认为二者有润肺、消痰作用，可见紫菀、款冬有主"咳逆上气"、润肺、消痰作用，适用于痰液多而咳嗽、喘的情况。因此汤本求真认为紫菀、款冬为温性的镇咳祛痰药物，能帮助我们理解。

《神农本草经》认为射干味苦平，主咳逆上气，喉痹咽痛。《本草备要》曰：苦寒有毒能泻实火，火降则血散肿消而痰结自解……治喉痹、咽痛为要药"。射干治疗热性咽痛喉痹的同时，有降逆止咳的作用。后世湿热蕴毒以咽痛为主的甘露消毒丹，也是用射干来治疗咽痛的。

可见射干麻黄汤中紫菀、款冬、射干皆具有主治咳逆上气，紫菀、款冬润肺化痰，故射干麻黄汤条文主治外邪里饮证的"咳而上气，喉中水鸡声"。突出了咳逆上气和咽喉部症状。

6. 厚朴麻黄汤中有厚朴、杏仁、石膏。《神农本草经》谓：厚朴，味苦温，主中风、伤寒、头痛、寒热，惊悸气；杏仁，味甘温，主咳逆上气。厚朴、杏仁同用始见于《伤寒论》。

第18条：喘家，作桂枝汤加厚朴杏子，佳；

第43条：太阳病，下之微喘者，表未解故也，桂枝加厚朴杏子汤主之。

厚朴、杏仁苦温行气祛饮，同用偏于治咳喘上气。后世温病治疗气分湿热的著名方剂三仁汤中杏仁、厚朴同用，体现了上焦宜宣、中焦宜畅的治疗理念。所以厚朴、杏仁用于痰饮水湿迫肺所致的喘、咳。

7. 厚朴麻黄汤与小青龙加石膏汤证更为相似。小青龙加石膏汤条文：肺胀，咳而上气，烦躁而喘，脉浮者，心下有水，小青龙加石膏汤主之。厚朴麻黄汤中亦用石膏，因外邪里饮证，水饮郁久化热，石膏因其辛寒清热，可清解水饮郁伏之热，所以加入生石膏清热。"咳而脉浮者，厚朴麻黄汤主之"。此处脉浮，因有表邪，同时存在内热鼓动邪气脉象外浮，故厚朴麻黄汤中有麻黄解表，亦有石膏清热。如越婢汤的脉浮也是类似病机。

风水恶风，一身悉肿，脉浮不渴，续自汗出，无大热，越婢汤主之。

小青龙汤本身为寒性水饮，并无热证，所以痰、涕以大量、清稀为

第20讲：小青龙汤类方的射干麻黄汤、厚朴麻黄汤

主，而水饮化热之后，可以出现口渴、痰黄、涕黄等症状，皆可加入生石膏。因此临床上有小青龙汤加生石膏、厚朴麻黄汤，同理还有射干麻黄汤加生石膏。学习上要举一反三，临床上要能根据辨证灵活加减。

外邪激动里饮，水饮迫肺的时候，除了咳嗽、咯痰以外，也常常见到喘、上气、肺胀。因为咳、痰、喘、上气、肺胀都是水饮导致肺气宣发肃降失常。治疗需要辨证论治，既然是水饮所致，那么温化水饮就行，有表解表，没有表证无需解表。后世认为麻黄能治喘，但是经方中麻黄是辛温发汗解表的，不属于表证的喘，不能用麻黄。

对比可以发现，三方的方药组成、治法思路等高度相似，故称之为外邪里饮三方。将三方作为外邪里饮类方，利于加深对外邪里饮的临床认知。上述三方都属于太阳太阴合病的外邪里饮证，治法都是解表兼以祛饮。胡希恕先生、冯世纶教授反复强调，临床中先辨六经继辨方证，方证是辨证论治的尖端。即是强调方证相应的思想，临床要遵循先辨六经继辨方证的诊治思路。不能见到喉中水鸡声的哮喘就认为是射干麻黄汤证，而是依据先辨六经继辨方证的思路来辨证论治，对于确属太阳太阴合病的外邪里饮证，仍需细辨小青龙汤、射干麻黄汤、厚朴麻黄汤等方证，以求得方证相应而治愈疾病，这就是方证是辨证论治的尖端。

外邪里饮证以小青龙汤为典型代表方，在小青龙汤基础上，偏于咳痰喘而咽部症状突出，如可闻及喉中哮鸣音，用射干麻黄汤；在小青龙汤基础上，胸闷喘咳短气症状突出，且兼有阳明里热可见口干、烦躁的，用厚朴麻黄汤，与小青龙加石膏汤证更为相似。

第21讲：麻黄加术汤与麻杏苡甘汤

痰饮水湿归属于太阴病范畴，痰饮水湿在里，可以温化。前面讲的小青龙汤和射干麻黄汤、厚朴麻黄汤，属于外邪里饮，是痰饮水湿在里。如果痰饮水湿在体表，可以从表论治。代表方就是麻黄加术汤、麻杏苡甘汤。

（一）麻黄加术汤

出自《金匮要略·痉湿暍病脉证第二》。

湿家身烦疼，可与麻黄加术汤发其汗为宜，慎不可以火攻之。

麻黄加术汤方：麻黄三两，去节　桂枝二两，去皮　甘草二两，炙　杏仁七十个，去皮尖　术四两。上五味，以水九升，先煮麻黄，减二升，去上沫，内诸药，煮取二升半，去滓，温服八合，覆取微似汗。

风湿相搏，一身尽疼痛，法当汗出而解，值天阴雨不止，医云此可发汗。汗之病不愈者，何也？盖发其汗，汗大出者，但风气去，湿气在，是故不愈也。若治风湿者，发其汗，但微微似欲出汗者，风湿俱去也。

湿家，凡是能被称之为家的都是长期的，比如衄家是反复流鼻血，喘家是平素就有反复发作喘症表现，湿家说明平素湿邪较重，缠绵难愈。

主要症状是身体的疼痛。身烦疼的意思是身体以疼为烦，疼痛的症状比较明显，疼痛导致了烦躁不安，这里的烦不是热邪扰心的烦，而

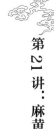

是疼痛导致的。在太阳病诊断标准的时候讲过，表证典型表现为发热恶寒、身疼痛、不汗出、脉浮紧。反过来见到身体体表疼痛的时候，提示我们这很可能是一个表证。湿邪的特点就是困阻气机，气机不通、不通则痛，同时存在表证，表证也有疼痛，共同导致了身体疼痛。病位在表，就从表论治，给予发汗法治疗。发汗是治疗表证的通用治法，本条是湿家的身体疼烦，还需要合入治疗湿邪的治法。在《痉湿暍病》篇的"风湿相搏，一身尽疼痛，法当汗出而解"。也是麻黄加术汤的一个具体解释。

张仲景用麻黄汤来达到发汗作用，再加苍术以达到祛湿的作用，合在一起就变成了麻黄加术汤解表兼以祛湿。所以张仲景说麻黄加术汤治疗目的是"发其汗为宜"，强调了治法是汗法。我们知道发汗是一个方法，是通过发汗达到祛邪解表的目的，除了用药物发汗以外，还有以火熏之、以火攻之、烧针令其汗等其他办法。火攻类似于用艾灸、火疗、理疗、汗蒸等办法，是外治法。

用药物发汗，是借助于药物的辛温来鼓舞正气，让邪气由内往外随着汗出而去。属于外治法的火攻，是从外向里的治法，违背了从里到外的治疗思路，虽然也能达到出汗效果，但一方面可能虽有汗出，但火攻的热逼迫邪气进一步入里、邪气不出，另外也容易助热，如116条："火气虽微，内攻有力，焦骨伤筋，血难复也。"所以我们在表证治疗的时候，尽量不要用外治法，比如火疗、火攻这样的办法，一定要通过内服药物让邪气由里向外透发外散。这也是本条仲景强调"慎不可以火攻之"的意义。胡希恕先生也反复强调，表证的时候不能艾灸，也是这个意思。

麻黄加术汤，可以认为是麻黄汤加术四两。麻黄汤的原方是麻黄三两，桂枝二两，炙甘草一两，杏仁七十个。但麻黄加术汤中的炙甘草是2两，是因为身体疼烦，疼痛感比较明显，甘草甘缓，能够缓急止痛，所以加大了麻黄加术汤中的甘草剂量。仲景时期术尚不分白术、苍术，《神农本草经》曰：术，味苦温。主风寒湿痹。陶弘景指出术有白术、赤术两种，赤术即是苍术。至《证类本草》始有苍术之名。后世多以苍术味辛苦温，偏于燥湿祛风湿；而白术味苦甘温，偏于补气健脾燥湿利水。对于湿邪，苍术偏胜，如《本草纲目》认为苍术：治湿痰留饮……脾湿下流。故而后世对于湿邪偏重，多用苍术。苍术祛湿并无病位表里之分，如苍术祛湿邪在表的有麻黄加术汤、越婢加术汤、九味羌活汤等；祛湿邪在里的有中焦痰湿的平胃散、湿热下注的二妙散等；若痰湿已蕴热，或湿热证，亦可配伍选用，如白虎加术汤用于湿热证的热重于湿证型。因此麻黄加术汤中的术，一般用苍术，苍术去湿的效果更好，所以麻黄加术汤其实是麻黄加苍术汤，即麻黄汤加苍术4两。

通过条文，我们学到几点。第一，四肢身体的疼，高度提示我们病位在表。如果是湿邪在表的，治疗依然要让邪气从表而去，从表而去唯一治法就是发汗。在发汗的同时合入祛湿的办法，达到让湿邪随着汗出而去。第二，加苍术，是因为"术，味苦温。主风寒湿痹"。苍术的祛湿胜湿效果优于白术。麻黄加术汤方证无清热作用，故属于无热证的湿邪在表，也就是所谓的风湿在表。第三，风湿在表，治法是发汗，解表若无汗出，疗效就不理想。但是强调要"覆取微似汗"。因为出大汗则虽有汗出但邪气不解，正如仲景曰："盖发其汗，汗大出者，但风气去，湿气在，是故不愈也。若治风湿者，发其汗，但微微似欲出汗者，风湿俱去也。"所以强调微微汗出，同时采用辅汗法，如温覆。

以方测证来看，麻黄加术汤的应用指征：麻黄汤基础上见到寒性的湿邪，如身体疼痛、酸困、口中和、舌淡苔白腻，以体表症状为主。小青龙汤类方是外邪里饮，而麻黄加术汤是外邪表湿。

（二）苍麻丸

北京中医医院呼吸科首任主任许公岩先生，有一首苍麻丸，就是化裁于本方。苍麻丸方药组成为：苍术、麻黄、桔梗、莱菔子。苍麻丸的命名即来自于方中的主药苍术、麻黄，二药合用配伍始见于《金匮要略》

的麻黄加术汤、越婢加术汤。

《金匮要略·痉湿暍病》：湿家，身烦疼，可与麻黄加术汤。

《金匮要略·水气病》：里水，越婢加术汤主之；里水者，一身面目黄肿，其脉沉，小便不利，故令病水。假令小便自利，此亡津液，故令渴也，越婢加术汤主之。

从脏腑辨证角度来看，苍麻丸中苍术苦温燥湿健脾，使脾气上升，上归于肺；麻黄辛温通阳发汗利水，宣肺以助肺气肃降。麻黄辛温可发汗解表，宣肺利小便，开鬼门洁净府，配伍苍术则具有升脾宣肺而化湿之功。莱菔子理气化痰湿以助胃气下行，桔梗辛平以复脾肺之升降。

许公岩先生通过长期临床观察运用，发现苍术、麻黄用量配伍不同，其作用有异。如苍术、麻黄等量使用，临床常见能发大汗；苍术倍于麻黄则发小汗；苍术3倍于麻黄常则有较强的利尿作用，见尿量增多；苍术4倍、5倍于麻黄，虽无明显之汗利作用，而湿邪却能自化。

许公岩先生认为苍术理脾化湿必用18g，才可作为主力，6g小量之麻黄宣肺以接苍术升脾气之力，并可使其不致发汗而重伤肺气。许公岩先生临床使用苍麻丸，苍术多在12～30g，而麻黄用量在1～6g，对于无明显表证者，苍麻丸中取用小剂量的麻黄，取其辛温通阳而非辛温发汗解表。因为小剂量1～6g的麻黄不足以发汗，但是利用麻黄的辛温通阳可以达到利小便，所以苍麻丸中小剂量麻黄不在于发汗而在于通阳利小便。苍术得麻黄之助，能行表里之湿而利小便，是其多年临床经验的总结。通过主药苍术、麻黄的不同比例配伍，达到汗、利、化的作用，广泛应用于因湿邪引起的一系列病证。

慢性咳痰喘是临床中呼吸系统最常见的症状，也是多种肺病疾患的外在症状表现。若长期反复发作则难以治疗，素有"外不治癣、内不治喘"的说法，一定程度上也说明了临床的治疗难度。临床发现呼吸系统的咳痰喘多兼见痰饮水湿，并多由于痰饮水湿所致。许公岩先生也认为痰饮水湿内停可致咳、痰、喘，而痰饮水湿责之于肺脾肾三脏，而尤以脾为关键，在"湿家理脾为要"的思想指导下，采用苍麻丸加减论治。

痰饮水湿的生成与脾密切相关，苍麻丸紧扣病因病机，苍术、麻黄合用肺脾同调，桔梗、莱菔子宣降气机，推化寒湿，故以方测证来看，苍麻丸的临床适应证为痰湿在里而热象不显者，即寒湿在里。从六经角度而言，苍麻丸的适应证为太阴病范畴的痰湿内蕴。从脏腑来看，当属痰湿、寒湿困遏肺脾。临床寒痰湿邪在里多见：痰多且黏稠，胸脘满闷，食纳欠佳，四肢乏力，腹胀不适，大便黏滞不爽，口不渴，舌苔厚腻等证时。即为苍麻丸的适应证。

方中通过苍术、麻黄的不同比例配伍，达到汗、利、化的作用，同时体现了理脾宣肺的肺脾同治、调畅气机升降出入、推化寒湿等治法，广泛应用于因湿邪引起的一系列病证，疗效确切。

（三）麻杏苡甘汤

《痓湿暍病脉证第二》：病者一身尽疼，发热，日晡所剧者，名风湿。此病伤于汗出当风，或久伤取冷所致也。可与麻黄杏仁薏苡甘草汤。

麻黄杏仁薏苡甘草汤方

麻黄去节，半两，汤泡　甘草一两，炙　薏苡仁半两　杏仁十个，去皮尖，炒

上剉麻豆大，每服四钱匕，水盏半，煮八分，去滓，温服。有微汗，避风。

麻黄加术汤是湿家身烦疼，麻黄杏仁薏苡甘草汤是病者一身尽疼、发热，病因是伤于汗出当风，或久伤取冷所致也。也就是类似于汗出入水中浴，类似于夏季大汗淋漓的时候吹空调或者洗冷水澡，都容易导致邪气随着开泄的汗孔而入。久伤取冷，类似于长期生活在寒湿阴冷的环境下，导致邪气入里。大家经常能够见到，一些住在阴面的底层的或者地下室的人，因为环境相对潮湿阴冷，得风湿的概率就比较高。门诊见

到一些寒湿的患者，也会闲聊几句，其中一位患者告诉我，她在地下室的档案库工作，见不到阳光，这就是久伤取冷、久伤取湿，所以在药物治疗的同时，也鼓励适当活动、适当晒太阳，有助于疾病的治疗。

本方是煮散，类似于五苓散，散者散也，起到散邪的作用。五苓散是"捣为散，以白饮和服方寸匕，日三服。多饮暖水，汗出愈，如法将息"。而本方是"上剉麻豆大，每服四钱匕，水盏半，煮八分，去滓，温服"。

麻杏苡甘汤类似于麻杏甘石汤，麻杏甘石汤是太阳阳明合病，外邪里热，而麻杏苡甘汤是太阳阳明合病夹湿，太阳、阳明都不太重，所以麻黄、杏仁的剂量偏小，微微发汗，病机为湿热，热轻湿重，不用生石膏，直接用生薏米利湿的同时有一定清热的作用，治湿不利小便非其治也。在湿热的时候，利湿、利小便的重要性大于清热，让湿热随着小便而去。因此温病学派中，生薏米是常用的一个药物，在三仁汤中代表的是下焦淡渗之法。

麻杏甘石汤为太阳阳明合病，湿邪不明显。麻黄加术汤和麻杏苡甘汤都是外邪夹湿，其中麻黄加术汤为寒湿在表，无明显热像，麻杏苡甘汤为湿热，因此强调了发热的症状，往往见到表邪未解，湿邪在表，表现为低热、身体酸痛沉重、苔白腻或黄腻、小便不利。

第 22 讲：桂枝加厚朴杏子汤

前面讲的都是麻黄类方的表里合病，今天讲桂枝类方的表里合病，桂枝加厚朴杏子汤。

18. 喘家，作桂枝汤加厚朴杏子，佳。

43. 太阳病，下之微喘者，表未解故也，桂枝加厚朴杏子汤主之。

桂枝三两，去皮　甘草二两，炙　生姜三两，切　芍药三两　大枣十二枚，擘　厚朴二两，炙，去皮　杏仁五十枚，去皮尖

上七味，以水七升，微火煮取三升，去滓，温服一升，覆取微似汗。

两个条文结合起来看。第 18 条，喘家，平素具有喘症的患者才能称得上是喘家，说明存在内伤基础，喘家的患者，又得了外感，表现为喘家的桂枝汤证，用桂枝汤解表，本方证的喘，不是桂枝汤能解决的，因为这不是一个单纯的表证，而是平素就有喘（喘家）。虽然桂枝汤和麻黄汤也能治喘，但桂枝汤和麻黄汤治疗的喘属于表证不解导致的。此时仲景在桂枝汤基础上加入厚朴、杏子来治喘，也说明不是一个单纯的桂枝汤证的表证。从这个角度来看，桂枝加厚朴杏子汤也可以看作是一个表里合病。

第 43 条："太阳病，下之微喘者，表未解故也。"太阳病需要解表，错误地给予下法，下之后，出现了微喘。但是仍然表未解，是表未解

的喘。

在第15条说"太阳病，下之后，其气上冲者，可与桂枝汤。方用前法。若不上冲者，不得与之。"下之是让气机往下行，但表证未解，人体仍有让邪气从表而去的趋势，出现了气机向上，就是气上冲，影响到胃就是呕，影响到肺就是喘、咳。可见喘就是气上冲的一种具体体现。所以仲景认为"下之微喘者"，说明气机往上，表证仍然存在，所以仲景说"表未解故也"。

太阳病的时候，第15条、44条、45条，包括第34条的葛根芩连汤等，都是错误地给予下法的误治的条文。表证下之，属于误治，但表未解，仍然解表。由于下之伤津液，有虚的因素，所以仲景往往用桂枝汤解表，不用麻黄，比如第44条和45条。同时需要注意到，表证错误下之后，表未解的标志除了脉浮，还有气上冲，具体可以表现为气上冲、喘、呕等。如桂枝加厚朴杏子汤的喘、桂枝汤的呕，都是表未解的症状反应。

15. 太阳病，下之后，其气上冲者，可与桂枝汤。方用前法。若不上冲者，不得与之。

44. 太阳病，外证未解，不可下也，下之为逆，欲解外者，宜桂枝汤。

45. 太阳病，先发汗不解，而复下之，脉浮者不愈。浮为在外，而反下之，故令不愈。今脉浮，故在外，当须解外则愈，宜桂枝汤。

34. 太阳病，桂枝证，医反下之，利遂不止，脉促者，表未解也，喘而汗出者，葛根黄芩黄连汤主之。

通过桂枝加厚朴杏子汤的两条条文，可以发现仲景认为厚朴、杏仁同用有治喘的作用，而喘的病机，从脏腑角度来看，属于肺气宣降失常导致的肺气上逆，所以厚朴杏仁有降逆平喘、恢复肺气宣降失常的作用。治病必求其本，厚朴杏仁能治喘，所有的喘都能用厚朴杏仁吗？肯定不是的。我们需要明白，厚朴杏仁治疗的喘是哪一种证型的喘？不是说见到喘都能加厚朴杏仁的。

杏仁出自《神农本草经》：味甘，温。主咳逆上气，雷鸣，喉痹下气……大家对杏仁比较熟悉，在咳喘的时候经常能够用到。

厚朴出自《神农本草经》：味苦温，主中风、伤寒、头痛、寒热，惊悸气，血痹死肌，去三虫。《名医别录》曰：大温无毒。主温中益气，消痰下气，治霍乱及腹痛，胀满；《药性赋》曰：味苦、辛，性温，无毒。可升可降，阴中阳也。其用有二：苦能下气，去实满而泄腹胀；温能益气，除湿满散结调中。

《金匮要略·肺痿肺痈咳嗽上期病脉证并治第七》：咳而脉浮者，厚朴麻黄汤主之；

《金匮要略·痰饮咳嗽病脉证并治第十二》：支饮胸满者，厚朴大黄汤主之。

厚朴苦温也可治喘，仲景对此多有论述，除了桂枝加厚朴杏子汤以外，还有厚朴麻黄汤。上述两条条文，能够看出在治疗咳、胸满为主症的时候，方剂以厚朴命名，凸显了厚朴祛水饮、治咳喘的作用。

在《伤寒论》中治咳喘，厚朴多与杏仁同用，如桂枝加厚朴杏子汤等。在后世温病学派中，厚朴、杏仁亦多配伍同用，如三仁汤等。杏仁宣肺行气开上焦，厚朴苦温行气利湿畅运中焦，故二药常用于水饮痰湿内停之证。正如《温病条辨》所言："以湿为阴邪故也。"所以用同属苦温的厚朴、杏仁行气利水湿之邪，达到水湿之邪去，则气机升降正常，则咳喘之症自除。

《温病条辨》上焦篇29条：两太阴暑温，咳而且嗽，咳声重浊，痰多，不甚渴，渴不多饮者，小半夏加茯苓汤，再加厚朴、杏仁主之。

吴鞠通自注曰：不甚渴，渴不多饮，则其中有水可知。此暑温而兼水饮者也。故以小半夏加茯苓汤，蠲饮和中，再加厚朴、杏仁，利肺泻湿，预夺其喘满之路。

第22讲：桂枝加厚朴杏子汤

可见吴鞠通认为厚朴、杏仁利肺泻湿，预夺其喘满之路。说明其认为治疗的是痰饮水湿影响肺的气机宣降而表现为咳喘。在著名方剂三仁汤中，也是体现了宣上、畅中、渗下的治疗湿热的思路，也是厚朴、杏仁同用。所以我们需要明白，厚朴、杏仁针对的是痰饮水湿影响肺气宣降而表现的咳喘。

咳而脉浮者，厚朴麻黄汤主之。

厚朴麻黄汤用厚朴、杏仁，结合三仁汤中用厚朴、杏仁，因此我们认为厚朴、杏仁治的喘是水饮所致，因为杏仁苦温宣肺行气祛饮、厚朴苦温畅运中焦气机以祛湿，都是围绕水饮论治。

在桂枝汤的基础之上出现了喘，加厚朴杏仁。之所以加厚朴杏仁，就是针对痰饮水湿所导致的一种轻度的喘，如果痰饮水湿比较重，那我们就需要温化水饮用姜夏辛味了。水饮不重，偏于肺气宣降失常以胸闷、咳喘为主的时候，加厚朴杏仁。

桂枝汤解表，厚朴杏仁温化痰饮水湿、兼以行气宣肺、止咳平喘，属于表里合病，病机也属于"伤寒表不解，心下有水气"，也可以看作是厚朴麻黄汤的一个轻症方证。

表 11　厚朴麻黄汤与桂枝加厚朴杏子汤

	解表	温化水饮		清热	补虚
厚朴麻黄汤	麻黄四两	半夏半升 干姜二两 细辛二两 五味子半升	厚朴五两 杏仁半升	石膏 如鸡子大	小麦一升
桂枝加厚朴杏子汤	桂枝三两 芍药三两	生姜三两	厚朴二两 杏仁五十枚		大枣十二枚 甘草二两

有人认为小青龙汤是没有表证，这是不对的，有表要解表，没表不解表。如果麻黄只是用来治喘的，为何此处不用麻黄呢？因为没有麻黄的表证，是桂枝汤的表证，所以不用麻黄。我们要明白，有表要解表，

表重的时候用麻黄，表轻的时候不用麻黄。后世认为麻黄宣肺，脱离了麻黄解表作用谈宣肺，都是不对的。上节课的苍麻丸，是因为麻黄剂量小到不足以发汗，利用麻黄的辛温通散作用起到温化痰湿的作用，所以苍麻丸是没有表证的。如果有表证，苍麻丸中麻黄的剂量一定要加大。

产生桂枝加厚朴杏子汤证有两种可能，一种是平素就有痰湿、喘症的患者，同时得了桂枝汤证的外感，有表先解表，用桂枝汤解表，加厚朴杏仁定喘，即桂枝加厚朴杏子汤方证。第 2 种可能，平素没有喘的患者，但是内有痰湿，外感之后因为错误地给予下法或其他错误的治疗，导致了气机上逆表现为喘，形成了桂枝加厚朴杏子汤方证。无论哪一种情况，治疗上一方面用桂枝汤解表，一方面用厚朴杏子温化水饮、宣肺降逆定喘。方后注曰：覆取微似汗。说明桂枝汤的表证依然存在。

在桂枝汤方证基础上，见到了痰饮水湿导致的胸闷、微喘，加入厚朴杏仁，即桂枝加厚朴杏子汤方证。需要注意本方证的喘是微喘，症状不重，同时痰饮水湿郁阻气机而常见胸满。如果喘得比较剧烈，或者痰饮水湿比较重，就不是本方所能治疗的。

第 22 讲：桂枝加厚朴杏子汤

第23讲：太阳病误治的几个坏证方证

今天讲一下太阳病误治后的几个变证。我们需要明白，表证的治法是汗法，假若误治，会导致不同的坏证、变证。《伤寒论》中有多个条文和方证涉及，我们来具体学习一下。

（一）桂枝加桂汤

117.烧针令其汗，针处被寒，核起而赤者，必发奔豚。气从少腹上冲心者，灸其核上各一壮，与桂枝加桂汤，更加桂二两也。

桂枝五两，去皮　芍药三两　生姜三两，切　甘草二两，炙　大枣十二枚，擘

上五味，以水七升，煮取三升，去滓，温服一升。本云桂枝汤，今加桂满五两，所以加桂者，以能泄奔豚气也。

15.太阳病，下之后，其气上冲者，可与桂枝汤。方用前法。若不上冲者，不得与之。

表证的治法是汗法，古代除了服药发汗以外，古人也会采用一些其他方法，比如火针、烧针之类的方法达到汗出祛邪。烧针令其汗，也是针对表证进行治疗的，将针烧热进行针刺，也就是火针。针处被寒，拿现在的话说就是感染，表现为被烧针针刺过的地方肿了，核起而赤者，其肿如核，色为赤。古人不知道感染，就说这是针处被寒。同时出现了

奔豚的症状。

豚，就是小猪，奔豚就是类似于小猪在你体内奔跑的感觉，其实是一个剧烈的气上冲的症状反应。在《金匮要略·奔豚气病脉证治第八》讲："奔豚病，从少腹起，上冲咽喉，发作欲死，复还止，皆从惊恐得之。"发作的时候感觉气从少腹向上冲，阵发性的，是一个自觉的神经症状，感觉气上冲。

奔豚的病因，《金匮要略》曰：奔豚病……皆从惊恐得之。这个惊恐，并不是指外来的惊恐的事情刺激发作奔豚。胡希恕先生指出，烧针令其汗，烧针就是火针，针烧得通红，从视觉而言属于一种强烈的刺激，如第119条说"太阳伤寒者，加温针必惊也"。同时加上针刺的刺激，局部的"核起而赤"，共同导致了气机的紊乱，同时由于表未解、气上冲，从而出现了奔豚症状。

在第15条明确指出，表证误治后，若有气上冲，说明表不解，仍用桂枝汤。若不上冲，说明人体没有气机向上向外的趋势，没有从表解的趋势，没有表证，自然不能用桂枝汤解表了。

烧针令其汗，治疗不得法，虽然误治，但仍然表不解，还有气上冲，表现为奔豚的症状，气从少腹上冲心，不就是气上冲吗？气上冲是表未解，仍需解表。由于烧针令其汗，汗出津伤，故用桂枝汤解表，不用麻黄。奔豚的气上冲明显，需要加大桂枝的剂量，就是桂枝加桂汤。核起而赤，古人认为是针处被寒，所以同时灸其核上各一壮，是外治法，有一定的消炎灭菌作用。

通过这两条条文，明确桂枝有治疗气上冲的作用。需要注意，桂枝加桂汤，是"更加桂二两也"，是桂枝不是肉桂。桂枝汤也能治疗气上冲，本方证的桂枝剂量加大，因此气上冲症状要比桂枝汤证更明显。

（二）桂枝去芍药汤、桂枝去芍药加附子汤

21. 太阳病，下之后，脉促胸满者，桂枝去芍药汤主之。

桂枝三两，去皮　甘草二两，炙　生姜三两，切　大枣十二枚，擘

上四味，以水七升，煮取三升，去滓，温服一升。本云桂枝汤，今去芍药。将息如前法。

22. 若微寒者，桂枝去芍药加附子汤主之。

桂枝三两，去皮 甘草二两，炙 生姜三两，切 大枣十二枚，擘 附子一枚，炮，去皮，破八片

上五味，以水七升，煮取三升，去滓，温服一升。本云桂枝汤，今去芍药，加附子。将息如前法。

太阳病应该发汗解表，错误地给予下之，出现了脉促和胸满的症状。第 34 条曰："太阳病，桂枝证，医反下之，利遂不止，脉促者，表未解也。"太阳病虽然错误地下之，但脉促，说明表未解，仍然有从表解的趋势。因为错误地给予攻下，虚其里、伤其津液，津液相对不足，故用桂枝而不用麻黄解表。

促脉的解释，一般认为是"数脉、数中一止"，实际上，胡希恕先生认为促脉有迫近、急迫的意思，因为表未解，所以关前的寸脉浮，因为下之虚其里，所以关后的尺脉沉。所以促脉是关前浮、关后沉的一种脉象。

34. 太阳病，桂枝证，医反下之，利遂不止，脉促者，表未解也，喘而汗出者，葛根黄芩黄连汤主之。

21. 太阳病，下之后，脉促胸满者，桂枝去芍药汤主之。

140. 太阳病，下之，其脉促，不结胸者，此为欲解也。

《伤寒论》中涉及促脉的主要条文，第 34 条明确指出脉促是表未解的表现，第 21 条指出脉促仍属于桂枝类方，仍需解表。第 140 条说明虽然错误下之，假若脉促，仍有从表解的可能。因此，促脉反映了表未解。

胸满，是胸部气机不利而自觉胸满、胸闷的意思。这里的胸满考虑和下之伤津液、伤阳气有关，因为津液是阳气的载体，阳气藏在津液里面。下之伤津液的同时也伤阳气。

需要注意，结合第 15 条、117 条，我们知道表证误治后，若机体出

现气上冲，说明仍然有从表解的可能，气上冲是表未解的症状反应，而气上冲有不同的表现，轻者自觉气上冲，重者就是奔豚，气上冲影响胸，就会胸满，影响脉就会脉促。气上冲，表未解，用桂枝汤。为什么去芍药呢？

本条虽然也有下之，津液损伤的因素，似乎应该用芍药。但这里的胸满是下之伤阳，胸满是阳虚、气上冲所致。经方是重阳思想，相比之下，更重视阳气，而芍药酸敛滋阴养津液不利于阳气，同时桂枝降气冲，芍药酸敛会妨碍桂枝的作用，因此仲景去掉芍药。后人也给我们总结了一个规律，就是胸满去芍药，比如本条，腹满加芍药，比如第279条"本太阳病，医反下之，因而腹满时痛者，属太阴也，桂枝加芍药汤主之。大实痛者，桂枝加大黄汤主之"。

若微寒者。不是微微恶寒的意思。表证未解，本身可以存在恶寒的特点，这里的微寒，是脉微、恶寒的意思，陷入于阴证，阳气不足，需要温阳。《伤寒论》中温阳的药物主要是附子、干姜、桂枝、吴茱萸，表未解的时候温阳药物一般用附子，本方证陷入于阴证，因此加附子，就是桂枝去芍药加附子汤。也反过来说明桂枝去芍药汤、桂枝去芍药加附子汤是以阳虚为主。

（三）桂枝甘草龙骨牡蛎汤、桂枝去芍药加蜀漆牡蛎龙骨救逆汤

118. 火逆下之，因烧针烦躁者，桂枝甘草龙骨牡蛎汤主之。

桂枝一两，去皮　甘草二两，炙　牡蛎二两，熬　龙骨二两

上四味，以水五升，煮取二升半，去滓，温服八合，日三服。

112. 伤寒脉浮，医以火迫劫之，亡阳必惊狂，卧起不安者，桂枝去芍药加蜀漆牡蛎龙骨救逆汤主之。

桂枝三两，去皮　甘草二两，炙　生姜三两，切　大枣十二枚，擘

牡蛎五两，熬　蜀漆三两，洗去腥　龙骨四两

上七味，以水一斗二升，先煮蜀漆，减二升，内诸药，煮取三升，去滓，温服一升。本云桂枝汤，今去芍药，加蜀漆牡蛎龙骨。

第 118 条和第 112 条的共同点，都是错误的治疗，火逆下之、烧针、火迫劫之，导致大汗、亡阳，出现了烦躁、惊狂、卧起不安的症状。《伤寒论》是重阳思想，虽然也有津液不足的原因，但阳虚为重，症状急迫，所以去芍药。同时这里的烦躁、惊狂、卧起不安，也有气上冲的因素在。所以都保留了桂枝降气冲，属于桂枝汤类方，都还有一定的解表作用。

通过两个方证，我们能看出来，烦躁的症状，往往属于龙骨、牡蛎的适应证。如第 107 条的烦惊、谵语，也是用龙骨、牡蛎（伤寒八九日，下之，胸满烦惊，小便不利，谵语，一身尽重，不可转侧者，柴胡加龙骨牡蛎汤主之）。在表证的时候，错误地给予下法伤其津液，或者烧针、火针、温针等火攻的办法逼迫大汗，都能导致亡阳，津液阳气损伤，不能养心则烦躁、惊狂、卧起不安。第 118 条的症状相对较轻，一方面用桂枝、甘草辛甘化阳，桂枝剂量小，另一方面用龙骨、牡蛎镇静安神。第 112 条的症状更严重，惊狂比烦躁重，所以直接桂枝去芍药，桂枝剂量大。蜀漆一般认为是常山苗，有截疟化痰祛饮的作用，桂枝去芍药加蜀漆牡蛎龙骨救逆汤也可以认为是桂枝甘草龙骨牡蛎汤基础上加生姜、大枣、蜀漆，说明本方证较桂枝甘草龙骨牡蛎汤方证的症状重，且存在痰饮因素，水饮随着气上冲导致了烦躁、惊狂的症状明显。后世认为痰饮也容易闭阻心包从而出现神志症状。如果没有痰饮的话，可以直接考虑第 118 条的桂枝甘草龙骨牡蛎汤。

桂枝去芍药加蜀漆牡蛎龙骨救逆汤也可以认为在桂枝去芍药汤基础上得来的方剂，脉促、胸满的基础上，有惊狂、卧起不安的症状，属于精神异常，且有水饮因素，故加蜀漆、龙骨、牡蛎，是一种纠正性治疗，称之为救逆汤。

表 12　桂枝汤加减方证

	解表	阳气伤	烦躁	水饮	备注
桂枝汤					
桂枝加桂汤					气上冲明显,表现为奔豚,加大桂枝剂量
桂枝去芍药汤	气上冲（表未解）,用桂枝				气上冲表现为脉促、胸满
桂枝甘草龙骨牡蛎汤		阳气伤去芍药,存在胸满	龙骨、牡蛎		气上冲表现为烦躁,症状轻
桂枝去芍药加蜀漆牡蛎龙骨救逆汤			龙骨、牡蛎	蜀漆	气上冲表现为惊狂、卧起不安,症状重

通过本节所讲的条文,我们明白了以下几点:

1. 表证临床上有很多错误的治疗,错误治疗的根源在于辨证不准确,误认为里证就下之,错误的发汗如火针、烧针就伤津液。

2. 假若虽然错误治疗,但出现了气上冲,说明表证仍在,仍可以解表,错误治疗损伤了津液,所以用桂枝不用麻黄。桂枝有降气上冲的作用,气上冲可以表现为奔豚、脉促、胸满等症状。

3. 桂枝去芍药汤、桂枝去芍药加附子汤、桂枝甘草龙骨牡蛎汤、桂枝去芍药加蜀漆牡蛎龙骨救逆汤,体现了《伤寒论》是重阳思想,津液、阳气不足的时候,若阳虚症状急迫,去芍药。比如说在桂枝汤基础上,如果陷入阴证,可以在桂枝汤基础之上加附子,如果阳气虚的明显,有了亡阳的可能,亡阳的时候其实是阴阳两虚的,津液也虚,直接用四逆汤,并不用滋养阴津的芍药。

4. 烧针、火针这样的外治法,虽然也有发汗作用,但不适用表证的治疗,我们让人体发汗,希望由内到外汗出,而烧针、火针、火疗这样的办法是外治法,由外而内,容易发大汗且容易出现变证,因此临床上

第23讲：太阳病误治的几个坏证方证

129

对于表证强调以内服药物为主治疗。

5. 烦躁的时候加龙骨、牡蛎，牡蛎也是温病学派常用的药物，有滋阴潜阳、镇惊安神、软坚散结的作用，在三甲复脉汤中就有牡蛎。胡希恕先生认为龙骨、牡蛎有镇惊安神作用，适用于心腹动悸的神经官能症。

第 24 讲：错误治疗的相关条文

上节课讲的桂枝加桂汤、桂枝去芍药汤、桂枝甘草龙骨牡蛎汤、桂枝去芍药加蜀漆牡蛎龙骨救逆汤，都属于太阳病错误治疗后的方证。处理原则还是辨证论治，看表证是否解除，如果表证存在，依然解表，由于错误治疗后，多有津液损伤，所以多是桂枝汤加减，属于桂枝汤类方。

太阳病的实质是病位在表的阳证，病机属于欲汗出而不得汗出的病理状态，治法为发汗。发汗的时候需要辨别津液的足与不足，以确定是麻黄类方还是桂枝类方。汗法是治法，在古代除了内服药物发汗以外，还有很多其他的办法，比如烧针、火劫、火攻，现在所谓的火疗、汗蒸、桑拿等等，都能起到发汗的作用，也属于发汗的办法。但是我们要明白，发汗只是一个方法，借助于发汗让邪气随汗出而去，不是发汗就行，而是微微汗出、遍身漐漐微似有汗者益佳，不可令如水流漓，病必不除。希望借助于药物鼓舞正气、津液，由内向外地发汗，达到微微汗出以祛除邪气。

中药药物的发汗力量相对比较柔和，只要你据证而用，就不会大汗亡阳。而外治法的火攻、烧针力度大，往往是大汗，虽然有汗出，但不能很好地祛除邪气，反而容易损伤津液、正气，甚则亡阳，因此《伤寒论》中的汗不得法往往见于外治法的发汗，仲景称之为火攻、火劫。一定程度上，当前西药的发汗药，也是发汗力度大，往往能够一身大汗，当时能够汗出热退，但第二天复发热，表证不除，从这个角度来看，也属于类似于火攻，虽有汗出但表不解，不是恰当的解表发汗的方法。

太阳病篇涉及表证错误治疗的条文还有很多，涉及条文如下。

111.太阳病中风，以火劫发汗，邪风被火热，血气流溢，失其常度。两阳相熏灼，其身发黄。阳盛则欲衄，阴虚小便难。阴阳俱虚竭，身体则枯燥，但头汗出，剂颈而还，腹满微喘，口干咽烂，或不大便，久则谵语，甚者至哕，手足躁扰，捻衣摸床。小便利者，其人可治。

114.太阳病，以火熏之，不得汗，其人必躁，到经不解，必清血，名为火邪。

119.太阳伤寒者，加温针必惊也。

122.病人脉数，数为热，当消谷引食，而反吐者，此以发汗，令阳气微，膈气虚，脉乃数也。数为客热，不能消谷，以胃中虚冷，故吐也。

115.脉浮热甚，而反灸之，此为实，实以虚治，因火而动，必咽燥吐血。

116.微数之脉，慎不可灸，因火为邪，则为烦逆，追虚逐实，血散脉中，火气虽微，内攻有力，焦骨伤筋，血难复也。脉浮，宜以汗解，用火灸之，邪无从出，因火而盛，病从腰以下，必重而痹，名火逆也。欲自解者，必当先烦，烦乃有汗而解。何以知之？脉浮故知汗出解。

140.太阳病，下之，其脉促，不结胸者，此为欲解也。脉浮者，必结胸。脉紧者，必咽痛。脉弦者，必两胁拘急。脉细数者，头痛未止。脉沉紧者，必欲呕。脉沉滑者，协热利。脉浮滑者，必下血。

151.脉浮而紧，而复下之，紧反入里，则作痞，按之自濡，但气痞耳。

153.太阳病，医发汗，遂发热恶寒，因复下之，心下痞，表里俱虚，阴阳气并竭。无阳则阴独，复加烧针，因胸烦，面色青黄，肤𥆧者，难治；今色微黄，手足温者，易愈。

120.太阳病，当恶寒发热，今自汗出，反不恶寒发热，关上脉细数者，以医吐之过也。一二日吐之者，腹中饥，口不能食；三四日吐之者，不喜糜粥，欲食冷食，朝食暮吐。以医吐之所致也，此为小逆。

121. 太阳病吐之，但太阳病当恶寒，今反不恶寒，不欲近衣，此为吐之内烦也。

（一）火劫、以火熏之、温针的错误治疗

111. 太阳病中风，以火劫发汗，邪风被火热，血气流溢，失其常度。两阳相熏灼，其身发黄。阳盛则欲衄，阴虚小便难。阴阳俱虚竭，身体则枯燥，但头汗出，剂颈而还，腹满微喘，口干咽烂，或不大便，久则谵语，甚者至哕，手足躁扰，捻衣摸床。小便利者，其人可治。

太阳病中风，是桂枝汤证，相对于麻黄汤而言为虚证，用桂枝汤调和营卫、微微发汗即可。但是错误地给予火劫发汗，逼迫人体发大汗，同时伤津液，津液是阳气载体，津液伤则阳气也伤，同时火劫的火热邪气入里，出现一系列病症。热邪入里，出现了血气流溢、发黄、欲衄、腹满微喘、口干咽烂、或不大便，久则谵语，甚者至哕，手足躁扰，捻衣摸床等症状。上述症状都是热邪内盛的症状表现，比如大家上火的时候有鼻衄、口干咽烂、便秘，热邪亢盛影响心神则谵语、热邪迫肺则喘、湿热熏灼则发黄等。热盛则伤津液、伤阳气，没有津液，自然小便就少、汗就少、机体失去滋润，可见到小便难、身体则枯燥、但头汗出剂颈而还。整个是热邪充斥、津液阳气不足的上实下虚的表现，类似于麻黄升麻汤证。错误的根源在于发大汗的不当治疗，损伤津液阳气的缘故。所以发汗要适度，不能过汗、大汗。

仲景曰：小便利者，其人可治。本条是"阳盛则欲衄，阴虚小便难"。小便是难、不利的。假若小便利说明津液足，津液足则阳气足，正气尚在，因此其人可治。陈修园在《医学三字经》说"存津液是真诠"，也可以帮助理解本条。

114. 太阳病，以火熏之，不得汗，其人必躁，到经不解，必清血，

名为火邪。

太阳病用"以火熏之"的办法发汗，结果"不得汗"。以火熏之，类似于把地烧热了，铺上一层稻草，人躺在上面，再盖个被子，利用热的熏蒸作用发汗。阳加于阴谓之汗，有阴有阳才能有汗出，这个患者本身可能津液不足，即使以火熏之强力发汗，也不得汗，汗出不来则表不解，同时火邪导致了"其人必躁，到经不解，必清血"，名为火邪。汗不得法，热迫血行，导致清血，即下血、便血。也是强调了不要用火熏、火攻、火劫的发汗方法，不仅不能解表，而且还能入里化热、伤津液阳气，出现坏证。

119. 太阳伤寒者，加温针必惊也。

太阳伤寒者，需要解表发汗。温针就是烧针，虽能发大汗，但不能解表，反而容易热邪化热、加之发大汗伤津液阳气（亡阳）导致"加温针必惊也"。类似于第112条：伤寒脉浮，医以火迫劫之，亡阳必惊狂……

（二）表证错误的灸之

115. 脉浮热甚，而反灸之，此为实，实以虚治，因火而动，必咽燥吐血。

116. 微数之脉，慎不可灸，因火为邪，则为烦逆，追虚逐实，血散脉中，火气虽微，内攻有力，焦骨伤筋，血难复也。脉浮，宜以汗解，用火灸之，邪无从出，因火而盛，病从腰以下，必重而痹，名火逆也。欲自解者，必当先烦，烦乃有汗而解。何以知之？脉浮故知汗出解。

第115条和第116条讲的是灸法。灸常用艾叶制成的艾绒来灸，艾叶本身是温热性的，燃烧后借助于火，起到温阳散寒的作用，适用于虚寒证。表证的时候，属于表实，应该发汗，"而反灸之"，灸是治疗虚寒证的，所以治不得法，不仅不能发汗解表，还出现了类似前面几条说的火邪助热，出现了"咽燥吐血"。需要注意，太阳病的热是表不解、阳气郁遏导致的，虽然不用清热，也不能温补，假若用火攻、艾灸等温热方法，不仅不解表，反而也会加重病情进而出现热证。

第116条，"微数之脉"，属于热证，给予灸法（火攻），导致了"烦逆"，火邪助热，"火气虽微，内攻有力，焦骨伤筋，血难复也"。怎么办呢？仲景说了，脉浮，应该汗解，发汗解表，用火灸之，是发不出来汗的，邪气就无法随汗出而去，出现了"病从腰以下，必重而痹"，称之为火逆。胡希恕先生认为"病从腰以下，必重而痹"是由于用火灸之，上半身汗出多，但津液、湿邪聚集于下半身，出现了腰以下必重而痹。脉浮，说明病位在表，正邪交争，正气鼓舞才能汗出，正邪交争欲汗出之前，会有烦躁的表现，是汗出之前正邪交争的表现，在正邪交争剧烈的时候，还可能出现战汗、浑身颤抖等。本条也强调了脉浮的治法是汗法。

（三）表证错误的下之

140. 太阳病，下之，其脉促，不结胸者，此为欲解也。脉浮者，必结胸。脉紧者，必咽痛。脉弦者，必两胁拘急。脉细数者，头痛未止。脉沉紧者，必欲呕。脉沉滑者，协热利。脉浮滑者，必下血。

太阳病错误地给予下之，但仍然脉促、不结胸。脉促，不是急促的脉，促脉是"关以上浮、关以下沉"。在第34条葛根芩连汤方证也详细解读过。脉促者表未解也，不结胸说明邪气未陷入，仍可从表而解，当用桂枝汤。强调了脉促是表未解的代表，同时也说明表证下之，容易引邪入里出现结胸证。比如第131条说的"病发于阳，而反下之，热入因作结胸……所以成结胸者，以下之太早故也"。

后面的几个对比句，每个脉象后跟随一个病症。胡希恕先生认为本条以脉定症是不可靠的，可能是王叔和加入的，不必过于重视。

151. 脉浮而紧，而复下之，紧反入里，则作痞，按之自濡，但气痞耳。

第151条，脉浮而紧，属于麻黄汤类方证，而"复下之"，是错误的治法，导致"紧反入里"，胡希恕先生认为"紧"可以看作邪，是下之引邪入里，出现了"则作痞"。痞就是痞塞，气机闭塞、上下不通的意思。如果"按之自濡，但气痞耳"。也是望、闻、问、切四诊中切诊的具体体现。当前日本人对腹诊研究的多，其实《伤寒论》《金匮要略》中关于腹诊的内容不少，最基本的判断如"按之不痛为虚，痛者为实"，也就是喜按为虚、拒按为实，是判断虚实的腹诊，关于痞的时候，强调用手去触摸、切诊，看手底下是濡的、还是硬的，这里的濡是软的意思，说明不是有形的实邪，所以是气痞，无形之邪，畅达气机即可。

153. 太阳病，医发汗，遂发热恶寒，因复下之，心下痞，表里俱虚，阴阳气并竭。无阳则阴独，复加烧针，因胸烦，面色青黄，肤𥆧者，难治；今色微黄，手足温者，易愈。

太阳病，医发汗，指的是太阳中风桂枝汤证，错误地给予麻黄汤发汗，加重了原先就有的发热恶寒症状，虽然也是汗法，但方证并不相应，治疗也不得法，表未解。古人有汗之不解则下之的陋习，因为在《伤寒论》问世之前，古人认为病位只有表、里，按照古人逻辑，表证的时候，汗之能解，反过来说，汗之不解，说明不在表，不在表就在里，所以要下之。下之出现了"心下痞，表里俱虚，阴阳气并竭"。伤了津液、阳气。发汗伤其表、下之伤其里，所以是表里俱虚。之后又再次错误地给予烧针，"复加烧针"，一错再错，导致了"胸烦，面色青黄，肤𥆧"，也都是津伤气伤阳气伤同时有热证的表现。如果色微黄、手足温，说明正气损伤不重，仍有治疗的机会，容易痊愈。

（四）表证错误的吐之

120. 太阳病，当恶寒发热，今自汗出，反不恶寒发热，关上脉细数者，以医吐之过也。一二日吐之者，腹中饥，口不能食；三四日吐之者，不喜糜粥，欲食冷食，朝食暮吐。以医吐之所致也，此为小逆。

121. 太阳病吐之，但太阳病当恶寒，今反不恶寒，不欲近衣，此为吐之内烦也。

这两条是关于吐法的。吐法针对的是病位在里，在胃脘及以上部位的实邪，才能吐之。但吐法也是让气机向上走，而表证未解的时候，人体也有气机向上而表现为呕、气上冲的表现，所以吐法虽然不合适，但不像下法完全违背了治疗原则，所以伤害相对小一些。

应该先理解 121 条，再看 120 条。恰当的吐法是祛邪的，不恰当的吐法不仅不祛邪，反而伤胃气，你想想让你没事的时候吐个几次，就伤了胃气，你看胃难受不难受？另外不恰当的吐法也引邪入里，导致虚烦虚热，以至于不欲近衣。不恶寒、不欲近衣，说明这是个热证。可以参考第 11 条。

第 11 条：病人身大热，反欲得衣者，热在皮肤，寒在骨髓也。身大寒反不欲近衣者，寒在皮肤，热在骨髓也。

第 120 条，太阳病应该恶寒发热，但错误地给予吐法，恶寒发热无汗解除了，但出现了"关上脉细数者"，说明吐法伤了津液阳气，也是吐的过错。吐法、下法容易伤胃气。无论是一二日吐之者，还是三四日吐之者，腹中饥但口不能食，不喜糜粥，欲食冷食，朝食暮吐，都是胃气损伤加之引邪入里后虚热虚烦所致，有饥饿感，但口不能食，或食入不能消化则朝食暮吐，是胃气损伤不能运化的表现。另外胃中虚烦虚热，所以"欲食冷食、不喜糜粥"。所以仲景曰"以医吐之所致也"。

122. 病人脉数，数为热，当消谷引食，而反吐者，此以发汗，令阳气微，膈气虚，脉乃数也。数为客热，不能消谷，以胃中虚冷，故吐也。

本条是表证发汗，结果发了大汗，导致"阳气微，膈气虚"，以至

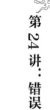

第 24 讲·错误治疗的相关条文

于出现了"反吐"的症状，这是虚的表现。因为实热会消谷引食，热证属于阳证，机体功能亢奋，食欲较好。这是虚热，虽有数脉，但也是虚热，所以不仅不能消谷，而且还因胃中虚冷导致呕吐。所以第122条可以调整顺序为：（太阳病）此以发汗，令阳气微，膈气虚，胃中虚冷，故吐也，脉乃数也。（实热的话）病人脉数，数为热，当消谷引食（但这里是虚热客热，所以不仅不消谷引食），而反吐者，数为客热，不能消谷。

本课程理论的内容多，因为是详细解读398条、113方，每个条文都要讲到。这些条文因为不涉及方剂，很多人认为不是重点条文，但我们学习是为了整体来学习仲景的临床思维、六经辨证，所以还是要理解这些条文背后的道理。

太阳病是表阳证，也是表实证，应当治以解表，所以吐法、下法都是错误的。汗法的时候，不能大汗、不能外治、不能火攻等，因为火攻包括温针、烧针、以火熏之、艾灸等，属于热性的治法，有些类似补虚作用，用于太阳病的话，类似于实以虚治，所以会助热伤津等，同时上述办法不仅发大汗、伤津液，还会助热，因此表实证的太阳病不能用火攻来治疗。

太阳病同样不能下之、吐之，仲景之所以详细描述，就是因为临床上见到太多错误的治疗，最终原因还是很多医师辨证（三个病位、两个病性）不准确，诊断水平低下，再加上没有形成辨证论治的思维，只是根据某些症状错误地去治疗，以至于一错再错。

当我们脑海中有了整体的六经辨证体系，再看待上述条文，也就没大的难度了，你就会觉得挺简单。

第25讲：太阳病的治法

六经来自八纲。六经的本质是三个病位两个病性构成的，两个病性就是阴证、阳证，所以六经常被称为三阴三阳，即三个阴证、三个阳证。太阳病的实质是表阳证，治法是解表发汗。今天结合条文来总结一下。

58. 凡病若发汗、若吐、若下、若亡血、亡津液，阴阳自和者，必自愈。

本条说的是一个大的治疗原则，不管什么疾病，祛邪办法只有汗吐下三法，用之得当能够祛邪，邪气去则正安。若用之不当则容易伤人体津液，津液是阳气的载体，津液损伤了，阳气没有不损伤的。就容易陷入阴证，造成正虚邪恋不解。这也是反复强调的好汉不禁三回拉、不禁三回吐、不禁三回汗的原因。

仲景举例，任何疾病，假若汗、吐、下，损伤亡失了津液、血液（津血同源），只要阴阳自和，疾病必定自愈。从阴阳角度而言，无论是经方的六经辨证，还是《内经》代表的脏腑辨证体系，都高度重视阴阳，比如《内经》说"阴阳者，天地之道也，万物之纲纪，变化之父母，生杀之本始，神明之府也，治病必求于本"。张景岳说："阴阳为医道之纲领。"

阴阳自和者，必自愈。因为阴阳和是健康的状态，和就是不寒不热、不虚不实的平和状态，就是正气不虚。人体的阴阳就像跷跷板的两端，阴阳平衡、平和才是健康状态，假若阴阳任何一方或亢或虚，或多或少，都会导致不平衡，从而人体失去健康状态而发病。所以从阴阳角度来看，中医治病的基本治则之一就是恢复阴阳平和，也就是不寒不热、不虚不实的状态。胡希恕先生认为这里的阴阳自和，也指表里都无病的状态。本条可以作为整个中医体系的治疗原则。

48. 二阳并病，太阳初得病时，发其汗，汗先出不彻，因转属阳明，续自微汗出，不恶寒。若太阳病证不罢者，不可下，下之为逆，如此可小发汗。设面色缘缘正赤者，阳气怫郁在表，当解之熏之。若发汗不彻，不足言，阳气怫郁不得越，当汗不汗，其人躁烦，不知痛处，乍在腹中，乍在四肢，按之不可得，其人短气，但坐以汗出不彻故也，更发汗则愈。何以知汗出不彻？以脉涩故知也。

本条可以看作太阳传阳明的一个解释，二阳并病指的是太阳阳明并病。太阳阳明合病是一发病就同时存在太阳病和阳明病的症状，而太阳阳明并病，是初起只有太阳病，但太阳病未解同时出现了阳明病，就是并病。我们诊治的时候，无论是合病还是并病，因太阳病、阳明病同时存在，治法并无区别。

太阳初得病时，太阳病的治法是当发其汗，虽然有汗出，但汗出不彻，不彻是不彻底，汗出不畅、汗出不透，所以邪气没有彻底祛除、表证没有彻底解除，依然存在。发汗的标准，就像桂枝汤第12条方后注说的，要达到"遍身漐漐微似有汗者益佳"。要遍身微微汗出，才能汗出透彻，邪气才容易祛除。

表证的时候，以麻黄汤为例，应该是发热恶寒、不汗出的。假若虽然发汗，但汗出不彻，邪气不去，就会往里面传，传到了阳明病。而阳明病为里实热证，里热逼迫津液外泄，阳明病的发热就变成了发热、不恶寒、反恶热、有汗出，如白虎汤证。

表 13　太阳病与阳明病发热鉴别

	太阳病	阳明病
证	表阳证	里阳证
症状	发热	发热
	恶寒	不恶寒，反恶热
	身疼痛	
	无汗	有汗出
	无口渴	口渴喜冷饮
	舌淡苔薄	舌红苔燥
	脉浮紧	脉滑数

　　所以仲景曰转属阳明，续自微汗出、不恶寒。续自微汗出，就是汗出不大，说明此时阳明病里热的程度还不重。有了阳明病，就要加入阳明病的治法，不外乎清、吐、下。无形之热给予清热，如白虎汤，有形之邪在胃则吐之，实邪在肠则下之，如大黄、承气汤方。假若此时即使有了下的指征，但只要太阳病不罢，表证未解，就不能下之。应该坚持表里双解或者先表后里的治疗思路。

　　在第 106 条"其外不解者，尚未可攻，当先解其外；外解已，但少腹急结者，乃可攻之，宜桃核承气汤"。也是强调了太阳阳明合病或并病时，先解表，表解乃可攻之，反之，即使少腹急结的里实证存在，只要表证未解，依然不能下之，这就是阳明病下不厌迟的思想。

　　胡希恕先生反复强调，表证未解，不能单纯治里。此时表证未解，应该发汗，但是因为前面已经发过汗了，虽然是汗出不彻，也是发过汗了，而且续自微汗出，所以表不重，不能用麻黄，只能用桂枝汤小发汗。

　　设面色缘缘正赤者，阳气怫郁在表，当解之熏之。

　　面色缘缘正赤者，就是面部皮肤比较红。大家想麻黄汤证的时候，正邪交争于表，欲汗而不得汗的状态下，阳气不得宣泄，而表现为发高

第 25 讲：太阳病的治法

热、皮肤红，面部本来就是阳气旺盛的部位，头为诸阳之会。所以发热的时候，表不解，就容易面色缘缘正赤，如果汗出了，就会把热量随着汗出而带走一部分，就不会面红赤了。无论是西医还是中医，发汗是退热的一个好办法，因为发汗带走了热量，体温就会下降。面色缘缘正赤，是由于表不解无汗的缘故，所以仲景说这是阳气怫郁在表，也就是表不解，治疗要解表，当解之熏之。解之就是解表，熏之就是用熏蒸的办法发汗解表。

若发汗不彻，不足言，阳气怫郁不得越，当汗不汗，其人躁烦，不知痛处，乍在腹中，乍在四肢，按之不可得，其人短气，但坐以汗出不彻故也，更发汗则愈。

发汗不彻，就是发汗不彻底，虽然发汗但表不解，体表的津液、阳气依然怫郁在表，不得外越。在茵陈蒿汤证，第236条"阳明病，发热汗出者，此为热越，不能发黄也"。说明不得越就是不汗出的意思。有汗出，热能随着汗出去除一部分，热有出路，能够随汗出外越。反之，没有汗，或者发汗不彻底，热邪就不能外出，就是不能外越。所以仲景说表不解，则阳气怫郁不得越。治法是发汗解表。当汗不汗，阳气怫郁不得越，在体内就会随气机升降而表现为多个或然证，热邪扰心则烦躁，热邪迫肺则短气，按之不可得，说明这是热邪阻滞气机的游走性疼痛，不似瘀血的疼痛固定不移。根本原因在于发汗不彻，治法依然要发汗解表，这样阳气怫郁不得越的病机才能解决。

何以知汗出不彻？以脉涩故知也。

脉涩就是涩脉，《脉经》曰："涩脉，细而迟，往来难，短且散，或一止复来。"涩与滑相反，滑脉指下流利，而涩脉为指下脉来艰涩，如轻刀刮竹，滞涩不滑利。精亏血少，脉道不充，血流不畅，脉往来艰涩，所以涩脉为虚脉。一般医家解释本句，解释为表不解、气机郁遏，气血流通不利，所以表现为涩脉。胡希恕先生认为上述解释是不对的，何以知汗出不彻？是因为还存在表证，所以即使有汗出，也是不彻底的汗出，问题是怎么看出表不解呢？只能是脉象上看出还有表不解的表现，就是脉浮。

我们知道，只有表证的时候能够发汗，而且津液不虚的时候才能发汗。即使有表不解，假若津液已虚，原则仍然是不可发汗，所以这里的脉是偏实的，不会是虚脉的涩脉，因此胡希恕先生认为此处的脉涩，应当是脉浮或脉浮紧。胡希恕先生认为，阳气怫郁不得越，当汗不汗，其人躁烦，属于太阳阳明合病，且当汗不汗（无汗）、躁烦（烦躁），若脉浮紧，可给予大青龙汤方治疗。

仲景在本条也提出来了一个太阳阳明合病或者并病的治疗原则问题，无论是合病或并病，即使存在下证，但表不解，依然不能单独治里，必须先表后里或者表里双解。所以后世有"下不厌迟"的说法，针对的就是表不解的下证。

93. 太阳病，先下而不愈，因复发汗，以此表里俱虚，其人因致冒，冒家汗出自愈。所以然者，汗出表和故也。里未和，然后复下之。

太阳病应该发汗，却给予下之，这是一个错误的治疗，当然不愈，回过头来再次发汗。这里的发汗指的是麻黄汤发汗，因为已经先下之，津液已经损伤，只能用桂枝汤小发汗，不能用麻黄汤发汗，所以复发汗也是不对的。下之虚其里，汗之虚其表，所以仲景曰表里俱虚。汗吐下都会伤人体津液，津液不足，一时性地导致了眩冒，类似于一过性的脑部供血不足。大家感冒的时候除了有身体疼痛症状外，往往也有头晕昏沉的症状。这里的冒症，有表不解的原因，更多是津液虚的原因。

冒家汗出自愈。不是让你发汗，因为本身津液就不足，所以不能发汗。而是等待人体津液恢复，人体可自己汗出，标志着邪气去，表和故也，眩冒的症状自然消除了。表和之后，若存在里证未和的症状，比如大便难、大便干等症状，可复下之，以恢复里和。

通过这一条也是反复告诉我们，对于表证的治法就是汗法。假若错误的治疗，比如下之，都会伤人体津液。津液损伤后的表不解应该用桂枝汤小发汗，不能用麻黄汤来发汗。表不和的治法是恢复表和，用汗法。里不和的治法是恢复里和，用下法。恢复表证、里证的阴阳平和状态，也就是阴阳自和。就是第58条："凡病若发汗、若吐、若下、若亡血、亡津液，阴阳自和者，必自愈。"

113. 形作伤寒，其脉不弦紧而弱。弱者必渴，被火必谵语，弱者发热脉浮，解之当汗出愈。

本条可以看作一个医案，形作伤寒，就是这个患者看起来像是伤寒，伤寒的脉应该是脉浮紧的，比如麻黄汤证。本条说伤寒的脉应该是弦紧的，因为弦脉和紧脉很难区分。胡希恕先生认为，琴刚上的弦，用手弹琴弦，琴弦端直以长而有力，手底下如按琴弦，就是弦脉；时间久了，琴弦松动了，耷拉着，就是弱脉。所以弦和弱是对立的。

胡希恕先生除了爱喝茶，还抽烟多，所以胡希恕先生曾拿烟卷比喻，烟卷卷得紧，按着紧，就是紧脉，把烟卷里面的烟丝抽掉一部分，按上去就无力，就是缓脉。所以弦脉、弱脉是对立的，紧脉、缓脉是对立。当然弦脉、紧脉不好区别，弱脉、缓脉不好区别。我们记住弦、紧属于实脉，弱、缓属于虚脉。

此时弱脉，并不是有些医家说的这是个温病。弱只是津液不足，就像第27条说的，脉弱是津液不足（无阳），不能发汗。即使发汗也只能用桂枝汤小发汗，不能用麻黄汤或者火攻的办法发大汗。

第27条：太阳病，发热恶寒，热多寒少，脉微弱者，此无阳也，不可发汗，宜桂枝二越婢一汤。

医家错误地用火攻的办法去治疗，必然进一步耗伤津液，出现了被火必谵语，类似于第112条的火迫劫之，出现了谵语、惊狂。

第112条：伤寒脉浮，医以火迫劫之，亡阳必惊狂，卧起不安者，桂枝去芍药加蜀漆牡蛎龙骨救逆汤主之。

弱脉、发热、脉浮，存在表证，需要发汗，但脉弱津液不足，只能用桂枝类方。之前反复强调，麻黄和桂枝类方鉴别点就在于津液的虚实，表现为脉紧、脉弱和有汗、无汗上面。此时脉弱，只能用桂枝汤解表调和营卫，绝对不能用麻黄汤或火攻发大汗，避免更伤津液。

仲景通过上述条文告诉我们：①表证的治法是解表。②表未解，就不能单纯治里，比如单纯清热。即使存在里证的腑实，但表未解，就不能下之。必须先表后里或表里双解，此时下不厌迟。③不恰当地发汗、下之都能损伤津液，津液不足的同时表证未解，只能用桂枝汤小发汗，不能用麻黄汤或火攻等办法。④关注阴阳自和，治疗的最高境界就是恢复阴阳和的状态。这里的阴阳不仅指的是病性的阴阳，也指病位的表、里、半表半里。

第 26 讲：太阳病传变

临床上判断疾病的传变也比较重要，我们的诊断依靠的是确定病位和病性，也有医家提出病势的概念，就是疾病传变的趋势。病情是会发生传变的，正邪旗鼓相当的话，病情能够维持相对稳定，不传变，正邪双方力量的斗争，不是东风压倒西风，就是西风压倒东风，最终是要分出胜负的，要么是正胜邪去，要么是正虚邪进。

邪气大于正气，正气不足，疾病就会往里传变，最有名的莫过于第97条的"血弱气尽，腠理开，邪气因入……"可见正气虚（血弱气尽）才是邪气入里的根本原因。疾病的传变分为病性的传变和病位的传变，病性传变由阳证传变为阴证，病位传变，由表入里。正常情况下，疾病的传变都是由表往半表半里和里证传，甚至由表直接入里，越过半表半里的病位。一般情况下疾病不会主动由里往外传，必须经过治疗之后，疾病才有可能从里往外传。

今天我们讲一下疾病的传变。

4. 伤寒一日，太阳受之，脉若静者，为不传；颇欲吐，若躁烦，脉数急者，为传也。

伤寒一日，并非一定是一日，是个概指。指的是伤寒初起的时候，多是太阳病的阶段。正邪交争于表，是没有半表半里证和里证的症状反应的。此时太阳病的脉，麻黄汤是脉浮紧而有力的，是正邪交争有力、邪实正气不虚的状态。桂枝汤是脉浮缓或弱。麻黄汤证的时候可以高热到39℃或40℃，脉率快，脉也数，但为何我们不说麻黄汤证的脉是脉浮紧数呢？因为一般情况下，脉迟数定寒热，这里的寒热指的是寒证、热证。麻黄汤、桂枝汤表证的发热只是症状，是正邪交争于表，欲汗不得汗，阳气郁遏、气机不通导致的发热，但不是热证，因此我们不提麻黄汤证脉浮紧数，只是提脉浮紧。到了银翘散，有热证需要清热，就提银翘散证的脉是脉浮数了。

表证的时候，脉象虽然因为发热而快，是数脉，但手指下的感觉相对安静，并不躁动不安，因为没有热邪，虽然快却有从容和缓的感觉。所以仲景说脉静，为不传，就是单纯表证。那么如何判断疾病是否要发生传变了呢？

颇欲吐，若躁烦。因为半表半里证常见呕，如小柴胡汤证的心烦喜呕，常以呕代指半表半里证。但需要注意表证的时候也有呕的表现，比如在桂枝汤12条也提到的"鼻鸣干呕"，但表证的呕吐相对轻，而这里的颇欲吐，颇就是很、甚的意思，颇欲吐就是吐的症状明显，是半表半里的呕吐，说明出现了半表半里证。躁烦多见于热证，热扰心神则躁烦。如大青龙汤证就是在麻黄汤证基础上见到"烦躁"一症。

38. 太阳中风，脉浮紧，发热恶寒，身疼痛，不汗出而烦躁者，大青龙汤主之。

脉数急，就是脉不静，急就是急迫、躁动不安的脉，说明出现了热邪，出现了并非表证的症状表现，就说明疾病往里面传变了。

麻黄汤证无热证，虽然脉浮紧、脉率快（脉数），但没有热邪、没有热证，所以手指下的脉处于相对安静的状态，并不躁动。当手指下的脉由安静转变为躁动不安的时候，就说明出现了内热，表证无热证，只有半表半里证少阳和里证阳明才有内热，所以必然是表证往里传变所致。

颇欲吐，若躁烦，脉数急者，为传也。合在一起看，类似于喜呕（颇欲吐）、心烦（躁烦）、脉数急（躁动不安），说明已经出现了半表半里和里的热，说明已经由太阳的表往里传了。如果太阳病已罢，就是少阳或阳明，如果太阳病依然存在，那就是太阳少阳并病或太阳阳明并病，甚至三阳并病。

5. 伤寒二三日，阳明、少阳证不见者，为不传也。

第4条是伤寒一日太阳受之，这里是伤寒二三日。都是一个疾病早期的阶段，疾病从阳证来看，分为表阳证、半表半里阳证、里阳证，分别是太阳、少阳、阳明。如果少阳阳明证不见者，那就说明疾病仍然在表阳的太阳病，就是不传。

那么本条少阳、阳明的常见症状是什么呢？其实就是上一条所说的，颇欲吐，若躁烦，脉数急等症状表现，

8. 太阳病，头痛至七日以上自愈者，以行其经尽故也。若欲作再经者，针足阳明，使经不传则愈。

本条说的也是一个传变的问题，太阳病有头痛，如在太阳病提纲条文说"太阳之为病，脉浮头项强痛……"，头项强痛当然包括了头痛，大家在感冒的时候，头痛也是常见的症状。

头痛至七日以上自愈者。人体都有自动祛邪、恢复健康的功能，对于身体健康的人，正气充足，他可能感冒7日左右的时候，能够邪气自去，头痛自然痊愈。假若机体不能依靠本身力量祛除邪气，往往有虚证，那就需要用药物或针灸等办法扶助正气、发汗解表以祛邪。

针足阳明，指的是经络的穴位，如足三里，起到补益气血、扶正祛邪的目的，阻断了疾病的传变，促使疾病向愈。

10. 风家，表解而不了了者，十二日愈。

风家也是外感的一个代指，表解，但部分症状不了了，不多也不重，但就是没有完全好，像是留了个小尾巴，比如临床上见到很多感冒患者，

感冒的时候没有咳嗽，在感冒快好的时候，却出现了咳嗽，也称之为感染（感冒）后咳嗽，其实就是感冒没有好彻底留下的小尾巴，就是表解而不了了者。

表证大部分解了，但是余邪未尽，也不重，怎么办呢？也不需要治疗，正气充足的情况下，会自行痊愈，大概经过12天即可痊愈。如果正气偏虚，可以考虑桂枝汤，阳虚明显则加附子。

9. 太阳病，欲解时，从巳至未上。

胡希恕先生认为各经欲解时，是没有临床意义的，我们把六经欲解时的六个条文，放在课程最后，统一分析。这里暂略。

临床上判断疾病是否传变、是否有传变的趋势，比较重要，仲景就告诉了我们要观察的要点"颇欲吐，若躁烦，脉数急"，其实也是少阳病、阳明病的诊断要点。同时对于正气偏弱的，如"风家，表解而不了了者"，需要加以解表。对于"若欲作再经者"，可采用"针足阳明"等办法，扶正以截断其传变，也都是关注正气的体现。

第27讲：辅汗法及饮食禁忌

太阳病的病位在表，表的治法就是解表，也就是发汗，对应的是八法当中的汗法。反复强调发汗只是一种方法，是通过发汗的方法达到祛除邪气的目的，让邪气随汗出而去。作为一个中医内科临床医师，对于表证的治疗，除了开具一张辛温发汗处方让患者服用以外，还有很多需要注意的细节，比如辅汗法。因为中医既是医生也是护士，必要的护理知识也是需要掌握的。

（一）解表的时候重视辅汗法的应用

为了更好地达到汗出，我们临床上经常采用一些方法，就是辅汗法，因此凡是能够辅助达到汗出的方法，都属于辅汗法范畴，最早源自于《伤寒论》桂枝汤方后注，临床最常用到的是温服、啜粥、温覆、连服等，目的是为了更好地达到微微汗出解表的目的，不可过汗大汗等。

辅汗法的目的在于辅助增强方药的辛温解表力度，辅助达到汗出解表的目的。辅汗法描述最为完备的，当属桂枝汤方后注所描述的，可为范例。其曰：适寒温，服一升。服已，须臾，啜热稀粥一升余，以助药力，温覆令一时许，遍身漐漐微似有汗者益佳；不可令如水流离，病必不除。若一服汗出病瘥，停后服，不必尽剂；若不汗，更服，依前法；又不汗，后服小促其间，半日许令三服尽。若病重者，一日一夜服，周时观之，服一剂尽，病证犹在者，更作服；若汗不出，乃服至二、三剂。

禁生冷、黏滑、肉面、五辛、酒酪、臭恶等物。

仲景在桂枝汤方后注，不厌其烦地详细描述服法，从而可见服法的重要性，而这恰恰是当前内科医师较为忽略的地方。"啜热稀粥一升余""温覆令一时许"，目的是为了"以助药力"，达到"遍身漐漐微似有汗者益佳"的发汗解表目的；"若不汗更服""若汗不出，乃服至二、三剂"，都在强调服药之后务必见汗，若无汗则需要更服，目的是为了达到汗出解表。

从桂枝汤方后注可以看出，仲景明确指出了临床常用的辅汗法，啜热稀粥一升余、温覆令一时许、若不汗更服。同时在其他具有解表作用的方剂方后注中，也有详细描述。已故的河北省国医大师李士懋教授将啜粥、温覆、连服归纳为辅汗三法。

啜粥

桂枝汤方后注曰：啜热稀粥一升余，以助药力；《金匮要略》桂枝加黄芪汤方后注曰：饮热稀粥一升余，以助药力。明确指出啜热粥的目的是以助辛温发汗。而麻黄汤、桂枝加葛根汤发汗力强，故方后注曰"不须啜粥"，从而反衬托出啜粥的作用在于辅助取汗。另外五苓散有"多饮暖水，汗出愈"的描述。多饮暖水作用类似于啜热稀粥。热稀粥里面最主要的成分其实是热水，所以一方面借助热粥、暖水的阳热之气提供热量，同时借助热粥、暖水当作发汗之源。补脾胃之虚，相得益彰，妙在其中。临床中如果没有条件啜粥，往往嘱咐患者多饮热水，也能达到类似辅汗效果。

温覆

温覆，因为温暖的环境下皮肤腠理容易开泄、汗出，所以温覆也是临床上常用的辅汗法。明代张景岳在《景岳全书》记载了一个办法，对于小孩子有表证，需要解表发汗但难以服药的时候，就可以利用温覆的办法，达到汗出。简单地说就是大人搂抱着小孩子，整个身子都在被窝里面，很快就能全身汗出。大家可以尝试一下，躺在床上，用被子把全身都盖住，很快全身热乎乎的，就能达到汗出的效果。

张景岳：余之治此，不必用药，但于其熟睡之顷，夏以单被，冬以绵被，蒙头松盖，勿壅其鼻，但以稍暖为度，使其鼻息出入皆此暖气，少顷则微汗津津，务令上下稍透，则表里通达而热自退矣。若冬月衣被寒凉，汗不易出，则轻搂着身，赤体相贴，而上覆其面，则无有不汗出者。此余近年养儿至妙之法，百发百中者也。若寒邪甚者，两三微汗之，无有不愈。然此法惟行于寅卯之际，则汗易出而效尤速。

温覆主要见于桂枝汤、桂枝加葛根汤、葛根汤、葛根加半夏汤、麻黄汤、麻黄加术汤、桂枝加厚朴杏子汤、桂枝加黄芪汤、甘草麻黄汤等方证。温覆目的在于提供一个相对温暖环境，血得温则行、得寒则凝，在温暖环境下，气血流通顺畅，从而能更好地达到汗出的效果。

温覆令一时许，在于达到遍身漐漐微似有汗者益佳的目的。在276条桂枝汤方后注更是明确指出"温覆取汗"。另外需要注意，防己黄芪汤、续命汤虽然没有温覆描述，但也有局部温覆的要求，如防己黄芪汤的"坐被上，又以被绕腰以下，温令微汗差"；续命汤的"薄覆脊，凭几坐"。都是温覆法的灵活应用。

连服

《伤寒论》中方剂，服药方法为顿服、二服、再服、三服、日再夜一等。《伤寒论》中常见的服药频次为二服、三服。而连服则集中体现在解表方剂中，目的在于取汗，并不规定具体服用频次，而是根据汗出情况而定。若汗不出，乃服至二、三剂。后世温病学派对辅汗法同样高度重视。吴鞠通在《温病条辨》在首方桂枝汤方后注曰："煎法服法，必如伤寒论原文而后可，不然，不惟失桂枝汤之妙，反生他变，病必不除。"提示对于临床解表方剂，必须高度重视辅汗法，否则不易达到汗出的目的。若不应用辅汗法，则可能达不到治疗的效果。《温病条辨》中银翘散方后注曰："今人亦间有用辛凉法者，多不见效，盖病大药轻之故。"指出疗效不好的原因不在于辛凉法不好，而是病重药轻，药物力度不够，医者用法不对。所以提出"病重者，约二时一服，日三服，夜一服；轻者三时一服，日二服；夜一服；病不解者，作再服"的服药方法，指出病重的时候可以 4-6 小时服一次，亦为连服、更服的灵活应用。

表 14 《伤寒论》《金匮要略》中辅汗法具体体现

方剂	辅汗法具体体现	温服	啜粥	温覆	连服
桂枝汤	适寒温……啜热稀粥一升余，温覆令一时许……若不汗，更服	√	√	√	√
桂枝去芍药汤	温服一升。本云：桂枝汤，今去芍药，将息如前法	√	√	√	√
桂枝加附子汤	温服一升。本云桂枝汤，今加附子，将息如前法	√	√	√	√
桂枝去芍药汤	温服一升。本云桂枝汤，今去芍药，将息如前法	√	√	√	√
桂枝去芍药加附子汤	温服一升。本云桂枝汤，今去芍药，加附子，将息如前法	√	√	√	√
桂枝加黄芪汤	温服一升，须臾进饮热稀粥一升余……温覆取微汗，若不汗更服	√	√	√	√
葛根汤	温服一升，覆取微似汗，余如桂枝汤将息及禁忌。诸汤皆仿此	√	√	√	√
桂枝加葛根汤	温服一升。覆取微似汗，不须啜粥，余如桂枝法将息及禁忌	√		√	√
麻黄汤	温服八合。覆取微似汗，不须啜粥，余如桂枝法将息	√		√	√
甘草麻黄汤	温服一升，重覆汗出。不汗再服。慎风寒	√		√	√
桂枝加厚朴杏子汤	温服一升，覆取微似汗	√		√	
葛根加半夏汤	温服一升，覆取微似汗	√		√	
麻黄加术汤	温服八合，复取微似汗	√		√	
防己黄芪汤	温服，良久再服……后坐被上，又以被绕腰以下，温令微汗差	√		√	

续表

方剂	辅汗法具体体现	温服	啜粥	温覆	连服
《古今录验》续命汤	温服一升，当小汗。薄覆脊，凭几坐，汗出则愈，不汗更服	√		√	
大青龙汤	温服一升，取微似汗	√			
文蛤汤	温服一升，汗出即愈	√			
桂枝人参汤方	温服一升，日再夜一服	√			
五苓散方	以白饮和服方寸匕，日三服。多饮暖水，汗出愈。如法将息		√		

解表药物多辛温，仲景在治疗太阳病时，治以辛温解表的麻黄剂、桂枝剂，利用药物的辛温发散之性，达到解表发汗的目的。啜热粥或多饮暖水，有提供汗源、益胃气、鼓舞正气祛邪的目的，而温服、温覆可以提供相对温暖的环境，使机体易于汗出，温覆、连服有助于调节汗出的程度，若服药后不汗，可更服，甚至"服至二、三剂"，以达到汗出表解的治疗目的。临床中，在选择合适药物剂量的基础上，合理选用数种辅汗法协同应用，可以调节发汗的力度，防止其不汗出、汗出不彻或过汗。

临床中辅汗法的应用，也说明有时候单靠药物的作用，不易汗出，如国医大师李士懋教授系统地在《汗法临证发微》中指出，临床中"予麻桂剂，病者并不出汗，甚至有的连服多剂亦不出汗……必加辅汗三法，即连服、啜粥、温覆"。

（二）辅汗法并不局限于上述的啜粥、温覆、连服

凡是有利于汗出的方法皆为辅汗法，如《伤寒论》第24条：太阳病，初服桂枝汤，反烦不解者，先刺风池、风府，却与桂枝汤则愈。如第216条："刺期门，随其实而泻之，濈然汗出则愈。"可见针刺亦为辅汗法。张子和在《儒门事亲》中曰："凡灸、蒸、熏、洗、熨、烙、针刺、砭射、导引、按摩，凡解表者，皆汗法也。"可见汗法并非局限于啜

粥、温覆、连服（更服），凡是有利于汗出的方法，皆可称之为辅汗法。其目的是辅助达到汗出表解。

除了上述三法以外，温服也是最常用到的，比如表14中，可以看出都在强调"温服、适寒温"，目的也是为了更好取汗，因此对于解表方剂，务必交代患者要趁热服药，可以想象给予患者一碗冰凉的麻黄汤服用，怎么能够达到汗出的目的？

在《伤寒论》中，汗法作为太阳病的主要治法，仲景对其进行详细论述，历代皆有发挥，最终在《医学心悟》中固定为汗、吐、下、和、温、清、消、补的八法之一。

表证治疗，在临床上绝不是给予麻黄、桂枝等发汗类中药就行的，调摄护理同样重要。不利于汗出的食物药物都应该禁用，因此也需要重视表证的饮食禁忌。仲景在桂枝汤方后注明确指出："禁生冷、黏滑、肉面、五辛、酒酪、臭恶等物。"

在麻黄汤、葛根汤、桂枝加葛根汤、桂枝加附子汤、桂枝去芍药加附子汤中明确指出余如桂枝法将息。是因为上述饮食不利于汗出，不利于正气恢复。因此在外感或者内伤疾病时，应该啜粥养胃、清淡饮食，不可进食肥甘厚味、生冷黏滑等不利于消化的食物。

大家想想，在我们小时候感冒发热，家里的长辈不让我们吃油腻的食物，就是这个道理。有人问，不让吃上述食物，能够理解，是因为上述食物不利于解表发汗，那么可以吃什么呀？除了喝热稀粥外，可以煮上一碗清汤面，加点姜丝、葱末、香菜之类，清汤面里有热汤，趁热服，既能开胃，又还有一定的辅助发汗的作用。

表证需要解表，解表的时候不仅仅开具一张解表发汗的处方，还应该交代患者需要加上辅汗法，比如趁热服、啜热稀粥、温覆、若不汗更服，同时清淡饮食，以更好地达到汗出表解的治疗目的。

第27讲··辅汗法及饮食禁忌

第 28 讲：解表的注意事项

表证是正邪交争于表，欲汗出而不得汗出，邪气在表，通过发汗、解表、解肌等，达到汗出而解，汗法的目的是发汗解表，让邪气随着汗出而去，因此从某种程度而言，正胜邪而祛邪外出的标志就是"汗出"，汗出是邪气祛除的标志。临床应用解表法后需要评估汗出情况，评估汗出的质量，以判断表证是否解除。

（一）汗出表解的三个标准（正汗）

临床发汗要达到"遍身漐漐微似有汗者益佳"，这是仲景的要求。要注意"不可令如水流离，病必不除"，仲景在《金匮要略》中说"盖发其汗，汗大出者，但风气去，湿气在，是故不愈也"。强调发汗的时候避免大汗、过汗伤阳。为便于临床评估，因此提出汗出的三个标准：遍身汗出、微微汗出、汗出后脉静身凉。也就是所谓的正汗。需要强调的是，必须遍身有微微汗出，不能大汗或无汗；不能是局部汗出；同时不加干预的话，微微汗出可以持续一段时间，随着汗出，脉静身凉，阴阳调和而愈。

（二）见汗止后服

发汗是针对表证，是为了祛除表邪，反过来说，一旦汗出表解邪去，就不能再发汗了。因为一旦汗出表解了，就说明没有表证，自然不能用汗法去治疗了。所以仲景强调遵循"得汗止后服"的原则，如桂枝汤方后注"若一服汗出病瘥，停后服，不必尽剂"；大青龙汤方后注曰："一服汗者，停后服。"辛温发汗太过，一则助热，二则可导致大汗出，而汗为津液，津液是阳气的载体，汗多容易伤阳，故不可过汗。因此临床上在应用解表法时，应注意嘱患者达到遍身微微见汗，还要得汗止后服，以免过汗、大汗伤津液伤阳气。

曾有这样的案例，发热的患者，辨证为大青龙汤方证，服用大青龙汤后汗出热退，患者觉得效果很好，就想着再喝一次巩固一下疗效，结果就过汗而津伤气虚了，也就是过汗亡阳。因此对于解表剂，一般开 1～3 天，还要明确交代到患者，汗出表解了，就不要再服了，就需要调方了。

（三）不可发汗的情况

我们知道汗法是借助发汗祛除邪气的办法，针对的是表证，因此得出以下两个结论：

①有表才能解表发汗。表证的时候才能用汗法，反之不是表证的时候不能用汗法。

②因为汗法就要发汗，就会伤津液，因此表证同时伴有津液不足的时候需要格外小心，微微发汗，避免发大汗。

津液足可以用麻黄解表发汗，津液不足就不能用麻黄而用桂枝。之前讲过麻黄汤、桂枝汤的鉴别要点。

表 15　太阳病麻黄汤、桂枝汤方证鉴别要点

	症状			脉象	诊断	本质	鉴别点	治法	方剂
伤寒	发热	恶寒	身疼痛	不汗出	脉浮紧	太阳病表实证	津液足、表实	无汗、脉紧	辛温发汗	麻黄汤
中风	发热	恶风		汗出	脉浮缓或弱	太阳病表虚证	津液虚、表相对虚	有汗、脉弱	调和营卫	桂枝汤

鉴别点是太阳病的基础上，无汗、脉浮紧是麻黄汤证，有汗出、脉

浮缓或弱是桂枝汤证，其实深层次反映的是津液是否足，津液足（因为没有汗出）所以脉浮紧，津液虚（因为有汗出）所以脉浮缓或弱。所以表证的患者，判断津液足与不足对我们选择解表发汗的力度（用麻黄还是桂枝）很关键。津液足、表实，以无汗、脉浮紧为主症用麻黄或麻黄汤，津液相对不足、表虚，以有汗、脉浮缓或弱为主症，用桂枝或桂枝汤。

津液进一步虚损不足，桂枝也不能用，需要用生姜或葱白来解表发汗，比如真武汤用生姜来解表，白通汤用葱白来解表。血虚外感的葱白七味饮也是用葱白来解表，因为血虚就是津液虚，不能发大汗，所以用葱白微微发汗而不伤津（血）。

举个例子，同样的温度下，杯子里的水越多，它所能含的阳热就越多，杯子里的水越少它所含有的阳热就越少，所以津液虚的人阳气都虚，林黛玉的脉是细的，说明津、血不足，阳气自然也是弱的，因此林黛玉要比一般人恶寒更甚，所以林黛玉喜欢喝热饮，喜欢温暖的环境，穿得比一般人厚，手足比一般人凉。

表证需要解表发汗，对于林黛玉体质（阴证）的人，表证的同时还伴有内在的津、血不足，有表需要解表发汗，但津液不足，更需要注意避免发大汗，因为发汗其实发的就是津液，津液不足的时候，发汗就更伤津液，而且津液虚了，津液里边所涵养的阳、气也虚。理解了这个道理，看《伤寒论》中下面的条文，就不难理解了。

27. 太阳病，发热恶寒，热多寒少，脉微弱者，此无阳也，不可发汗，宜桂枝二越婢一汤。

本条脉微弱，反映的就是津液阳气不足，所以不可发汗，这里的不可发汗是指不能发大汗，不是不能发汗，因为有表还是需要解表的，只是因为津液虚，所以只能微微发汗。桂枝二越婢一汤是属于微发汗的。

49. 脉浮数者，法当汗出而愈。若下之，身重心悸者，不可发汗，当自汗出乃解。所以然者，尺中脉微，此里虚，须表里实，津液自和，便自汗出愈。

脉浮沉定表里。本条脉浮病在表，属于表证，治法就是发汗，所以法当汗出而愈。表证不能下之，因为下之是治疗里证的。下之也是伤津液的，导致了身重、心悸，说明损伤津液，不能养心则心悸，所以仲景说不可发汗，只能等待津液恢复、自汗出。为什么呢？因为虽然表不解，但是"尺中脉微，此里虚"，说明津液不足，不能发汗再伤津液。只能等到津液自行恢复，津液自和，就能自汗出以解表祛邪。此时即使是桂枝汤调和营卫的微微发汗也不行，可以用些养津液的方法，胡希恕先生认为可以服小建中汤类。

50. 脉浮紧者，法当身疼痛，宜以汗解之。假令尺中迟者，不可发汗。何以知然？以荣气不足，血少故也。

脉浮紧者，脉浮病在表，脉紧是实脉，说明津液足，是麻黄汤证，可见身疼痛，治法是辛温解表发汗，所以仲景曰"宜以汗解之"。假如"尺中迟者"，尺脉弱，虚脉，说明津液虚，不能发汗，因为尺中迟说明"荣气不足，血少故也"。可见血少（津液虚，津血同源），即使有表证，也不能发汗。

83. 咽喉干燥者，不可发汗。
84. 淋家不可发汗，发汗必便血。
85. 疮家虽身疼痛，不可发汗，汗出则痉。
86. 衄家不可发汗，汗出必额上陷，脉急紧，直视不能眴，不得眠。
87. 亡血家不可发汗，发汗则寒栗而振。
88. 汗家重发汗，必恍惚心乱，小便已阴疼，与禹余粮丸。

上述第 83 ～ 88 条是不可汗的情况，其关键点在于津液不足，如淋家、疮家、衄家、亡血家、汗家等，都是津液虚的不同表现，所以即使有表证也不能发汗，发汗就会伤津液，会出现各种不良反应，比如便血、痉、必额上陷、脉急紧、寒栗而振、恍惚心乱等。属于误治，如何避免上述情况呢？牢牢掌握上面提出的两个原则：①有表才能解表发汗。表证的时候才能用汗法，反之不是表证的时候不能用汗法；②因为汗法就要发汗，就会伤津液，因此表证同时伴有津液不足的时候需要格外小心，微微发汗，避免发大汗。

无表证不能解表发汗，有表证，但津液虚的时候，不能发大汗，即使要发汗，也只能采用桂枝汤法，微微发汗的同时，需要照顾到养津液。假若津液明显虚损，连桂枝汤也不用，先养津液，当津液恢复了，有了作汗之源，才能发汗。

88. 汗家重发汗，必恍惚心乱，小便已阴疼，与禹余粮丸。

汗家重发汗，汗出多而津伤，汗为心之液，不能养心神出现必恍惚心乱，津液虚导致小便无源，则小便已阴疼。

20. 太阳病，发汗，遂漏不止，其人恶风，小便难，四肢微急，难以屈伸者，桂枝加附子汤主之。

禹余粮丸是小便已阴疼，桂枝加附子汤是小便难，都是津液损伤的缘故。禹余粮丸是有名而无药，按照重阳重津液的思想，依照桂枝加附子汤的思路，禹余粮丸中应该含有桂枝加附子汤，可以再加龙骨、牡蛎。

89. 病人有寒，复发汗，胃中冷，必吐蛔。

病人有寒，也是素体虚寒、津液不足，所以不能发汗；有寒，往往寒在里，属于里证，也不能用治表的汗法。所以对于素体虚寒的人，发汗伤津液、伤阳气，导致胃中冷，必吐蛔。当然现在卫生条件改善了，吐蛔见不到了，但道理还是一样的，就是非表证、虚寒的时候，不能发汗再伤津液阳气，否则加重里虚寒，导致出现吐蛔（胃中冷导致蛔虫上逆）等表现。

90. 本发汗，而复下之，此为逆也；若先发汗，治不为逆。本先下之，而反汗之，为逆；若先下之，治不为逆。

本条讲的是表里治法的问题，表证祛邪需要发汗，汗法针对表证，里证祛邪用吐下，下法针对的是里证。所以本条讲的就是有表要解表，不能下之，表证下之就是逆治、错误的治疗。本来是里证，应该下之，却反发汗解表，也是逆治、错误的治疗。所以表里病位的治法不能混淆，必须严格遵循方从法出、法随证立，确定是表证，就要解表，不能下之，确定是里证，必须治里（下之），不能解表，否则就是逆治。

总结一下，前面我们讲过，表证的病机是欲汗而不得汗，所以表证的治法是"汗法"。汗为津液，所以发汗就会丢失津液，有津液才可发汗，没有津液，津液不足就没有发汗之源，不能发汗，没津液的时候想发汗也发不出来。因此《内经》曰："阳加于阴谓之汗。"没有了阴分的津液，是发不出来汗的。所以，《伤寒论》中第 27 条、第 50 条需要引起大家重视。

陈修园在《医学三字经》中言："存津液是真诠。"在《伤寒论》中，仲景多次告诉我们，微微发汗，达到祛邪外出的目的即可，不能大汗、过汗。

有人问，如果有表证，但又有津液不足，该怎么办呀？需要明确治疗原则：第一，有表就需要解表，解表就需要发汗；第二，津液不足，所以不能发大汗，需要照顾到津液，这时候我们可以采用一个微微发汗的办法，同时加上一点养津液的，比如桂枝汤就是一个很好的思路，桂枝汤中桂枝、生姜发汗力量都不大，同时加入了芍药、甘草、大枣，有养阴生津益气的作用，再加上啜热稀粥一升来益胃，就达到了解表、养津液的效果，也就是扶正祛邪的治法，后人归纳为调和营卫法，再如血虚外感的葱白七味饮，也是体现了这样的治疗思路，血虚也就是津血不足，所以不能用发大汗的办法，采用葱白微微发汗，解表不伤津液，同时加入了一些养津液养血的药物，这样起到既能养血又能发汗解表而不

第 28 讲：解表的注意事项

伤津血，针对的证候就是血虚外感。

汗吐下三法是祛邪的治法，用之得当立竿见影，用之不当危害也相当严重。如古人说好汉不禁三回拉，就是因为三回拉（次数多）损伤了津液、阳气，导致好汉也承受不住，卧床不起了，因此也可以说好汉不禁三回拉、不禁三回吐、不禁三回汗。提示我们对于表证解表的时候，一定要关注津液的虚实，比如麻黄汤、桂枝汤的两个鉴别要点，有汗还是无汗，脉紧还是脉弱（缓），决定了我们解表的力度，发大汗还是发小汗，决定了用麻黄还是桂枝类方。

第 29 讲：太阳病篇总结串讲

　　大家学习的时候更关注于具体方证和药物，关注于名老中医治疗某种疾病的经验。其实我们梳理一下临床思维就会发现，辨证才能论治。辨证要比论治更重要。见到一个患者，首先是望闻问切，也就是四诊合参，在脑海中给这个患者辨证，辨证就是辨病位、辨病性的过程。根据辨证确定治法，依据治法选择相应的方剂，最终结合三因制宜等进行药味加减，确定最终处方。这就是临床思维，也是临床过程。每天的临床重复的都是这个过程。

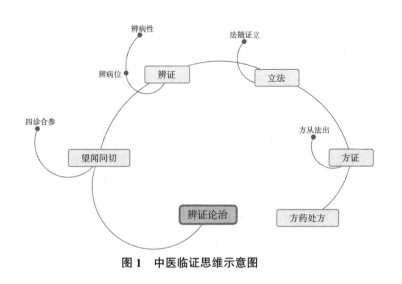

图 1　中医临证思维示意图

　　在这个临床过程中，反复强调的是方从法出、法随证立。治法比方证更重要，辨证比治法更重要，所以中医的最大特色就是辨证论治，辨证才能论治，因此我们学习的基本功是辨证，西医学称之为诊断。辨证落实在六经辨证体系，分成两步，先辨六经、继辨方证，求得方证相应而治愈疾病，强调的也是辨证，辨六经和辨方证是辨证的不同体现而已。

桂枝汤、麻黄汤是临床重要方证，这两个方剂理解起来也简单，具有发汗解表的作用。重点不是掌握两个方剂的药物组成和功效，不是掌握两个方剂能治疗哪些疾病，关键是掌握方证的适用征，掌握桂枝汤、麻黄汤的辨证最重要。

桂枝汤、麻黄汤从六经层面来说，属于太阳病范畴，属于表阳证、表实证。也就是说，只要六经辨证不是太阳病，根本就不考虑这两个方证。《医宗金鉴》曰"漫言变化千般状、不外阴阳表里间"。世间一切疾病在我们看来，病位不外乎表、里、半表半里，病性不外乎阴证、阳证。疾病如此，方证同样也如此，方剂都可以归入到六经体系中，如汗法的方剂归入于表证，和解方证归入于半表半里。吐、下方剂归入于里证。就像我们的衣服一样，从季节角度而言，可以分为春夏秋冬四季的衣服，所以家里面放置春夏秋冬四个衣柜，就能完全把家里的所有衣物纳入进去。比如当前是夏季，你今天要外出，穿什么衣服呢？如果是把家里的衣服堆在一起，可能挑起来比较困难，假若家里已经分成了春夏秋冬四个衣柜，你想当前是夏季，那就从夏季的衣柜里面选一件，就很轻松没有难度，因为是夏季，所以其他三个季节的衣柜里面，再好的衣服你也不会穿。对于我们选方也是一样的道理，既然桂枝汤、麻黄汤归属于太阳病，这两个方只有在辨证为太阳病的前提下，才能考虑。否则，辨证为其他经的时候，根本就不需要考虑这两个方。所有的方，用对了都是好方，方剂本身没错，就看用的是否得当，在六经体系下，就看是否达到了方证相应。正是因为方剂本身有六经的属性，所以我们反复强调要在辨六经的前提下去辨方证。

太阳病是病位在表的阳证，有表要解表，阳证是实证、热证，正气足、正气不虚，不需要扶正，所以太阳病是单纯解表发汗。麻黄汤、桂枝汤也有虚实的不同。麻黄汤治疗表实证（太阳伤寒），是辛温发汗力度大的代表方，所以《医宗金鉴》认为麻黄汤是"仲景开表逐邪发汗第一峻药也"；桂枝汤治疗表虚证（太阳中风），这里的虚是相对于麻黄汤而言为虚。麻黄汤证是无汗、脉紧，为表实、津液足，桂枝汤证有汗出、脉缓或弱，为表相对虚、津液虚。

桂枝汤证有汗出、脉缓或弱，说明津液已经有所丢失，所以由麻黄汤证的脉紧变为脉缓或弱，此时不应当大发汗，而是小发汗的同时还要养阴生津益气，故被后世称为"调和营卫"。桂枝汤证的发汗力量比较缓，达到了解表而不伤津的目的，对于一些虚弱而患有表证之人，我们需要用调和营卫的方法，师其法，扶正祛邪。

临床中，对于六经辨证为太阳病，如果无明显汗出，脉有力、不弱，正气实、津液不虚，我多以麻黄汤为底方去治疗；如果有汗出，或者脉偏弱，说明津液已虚，我多以桂枝汤为底方去治疗。桂枝汤证虽然虚，是相对于麻黄汤证为虚，若与少阴病比较，则又属于实证了，所以桂枝汤证归属于太阳病。如果阳气虚弱较为明显，陷入阴证，还必须要加上附子，以达到温阳强壮解表的目的，此时就由太阳病转变成了少阴病。

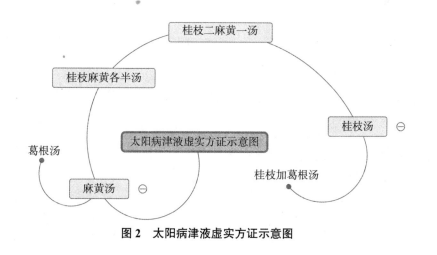

图2　太阳病津液虚实方证示意图

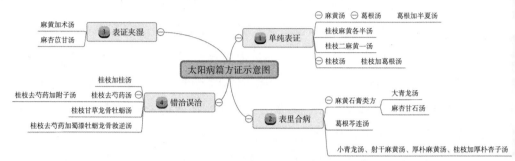

图3 太阳病常见方证示意图

表证最实，解表力度最大的是麻黄汤，类方有葛根汤，合病有阳明里热，就是大青龙汤，表轻就是麻杏甘石汤。比麻黄汤解表力度轻的是桂枝汤。介于麻黄汤、桂枝汤两者之间的是桂枝麻黄各半汤、桂枝二麻黄一汤。有人问，太阳病主要讲了麻黄汤、桂枝汤，难道这两个方剂就能解决所有的太阳病了吗？桂枝汤、麻黄汤是太阳病的虚实代表方，介于两者之间，我们可以通过调整桂枝、麻黄的剂量和比例，来达到相应的解表力度，仲景就是这个思路，所以介于麻黄汤、桂枝汤之间，比麻黄汤证虚，比桂枝汤证实，就有桂枝麻黄各半汤，如果比桂枝麻黄各半汤证还要虚，但又比桂枝汤证实，就是桂枝二麻黄一汤。理解了这个制方思路，你就可以左右逢源，随心所欲，依据辨证来处方了。

桂枝汤类方有桂枝加葛根汤。比桂枝汤证的津液虚、阳虚更甚，需要加附子，就是桂枝加附子汤。津液、阳气进一步虚，则需要舍表救里，不能解表，需要急则回阳救逆，就是四逆汤。比如一个休克的患者（表现为四逆、脉微细弱欲绝的四逆汤证）即使伴有表证，也不能解表，需要先救里用四逆汤。

解表发汗的时候，无论是麻黄汤还是桂枝汤，都应该加上辅汗法。辅汗法，是指临床为达到汗出表解治疗目的而采用的一些辅助方法，辅汗法理论源自《伤寒论》桂枝汤第12条的方后注。对于表证，可根据情况选择合适的辅汗法，以增强治疗效果。温服、啜热稀粥、温覆盖被、不汗更服等是最常用到的辅汗法。啜粥则有益胃气、增加汗源的效果。温服、温覆、连服则有助于调节汗出的程度，在选择合适药物剂量的基础上，合理地选用数种辅汗法，可以调节发汗的力度，防止其汗出不彻或过汗。

临床中，对于表证患者，开具解表处方后，多嘱咐患者喝药的时候要趁热服，药后需要盖被子睡觉休息，同时喝点热稀粥，没有粥的话就饮热水，若4～6小时仍不汗出，可以再次服药，直到全身微微汗出表解，都是辅汗法的具体临床应用。可以想象，即使表证患者服了麻黄汤，没有按照辅汗法去做，而是进食生冷，吹空调冷风，会有汗出吗？没有汗出，能达到解表的疗效果吗？所以表证应用汗法时，必须高度重视辅汗法的应用。

同时辅汗法的选择要和药物剂量、发汗力度相互搭配，共同达到汗出解表的效果。如果药物剂量偏大，则可以适当减少辅汗法的应用。反之药物解表力度偏弱，则可以适当增加辅汗法的应用。如桂枝汤因为调和营卫，发汗之力偏弱，故辅汗法多用。即使是麻黄汤，也要加上一些辅汗法。

汗法的目的是发汗解表，让邪气随着汗出而去，评估是否达到解表的治疗目的，就要看汗出的质量，有三个标准：遍身汗出、微微汗出、汗出后表解脉静身凉。

临床上，汗法是方法，是通过发汗达到祛邪解表，除了给予辛温药物发汗取汗之外，针灸、烧针、熏蒸、热熨、火疗等方法同样属于汗法，如《伤寒论》所谓的"烧针令其汗"等，就是利用烧针达到发汗解表。但上述方法往往造成大汗，虽有汗出但邪气不解，反而更伤津液，因此我们反对表证时给予火攻的治疗，如烧针、火针、火疗、汗蒸等发汗法。

葛根的适应证是项背部肌肉紧或僵硬疼痛（项背强几几），在桂枝汤基础上见到项背强几几，加葛根，就是桂枝加葛根汤。在麻黄汤基础上见到项背强几几，就是葛根汤，类似于麻黄汤加葛根。介于麻黄汤、桂枝汤之间的表证，既没有达到麻黄汤的实，又没达到桂枝汤的虚，可以考虑桂枝麻黄各半汤、桂枝二麻黄一汤等。如果有热，加生石膏。麻黄汤基础上加生石膏，就是太阳阳明合病的大青龙汤，桂枝二麻黄一汤的基础上加生石膏就是桂枝二越婢一汤。

既有表证又有里证，就是表里合病，又分为太阳阳明合病、太阳太阴合病，代表方分别是大青龙汤、小青龙汤。合病也是变化多端。太阳阳明合病，代表方有大青龙汤、麻杏甘石汤。太阳阳明合病的基础上，表证重、无汗，属麻黄汤证，用大青龙汤；表证轻、有汗出、以喘为主症的，用麻杏甘石汤。

葛根有解肌的作用，同时它有治下利的作用。葛根汤基础上见到呕，加半夏治呕，就是葛根加半夏汤。太阳阳明合病，同时有下利（这个下利属阳明），如果表证轻却未解，同时阳明里热明显，用葛根芩连汤；如果表重、无汗而阳明里热轻，可以用葛根汤。

太阳太阴合病，以小青龙汤为代表，也称之为外邪里饮。因为痰饮水湿归属于太阴病，太阴病多伴有水饮，所以太阳太阴合病，常常表现为外邪里饮，代表方就是小青龙汤。小青龙汤为表不解、心下有水气，治表以麻黄汤为主，所以往往是无汗的，因为里有水饮，脉不一定浮紧，里饮表现为清稀色白而量多的痰液、鼻涕，或者舌体胖大润滑。在小青龙汤基础上，以咳痰为主、伴有喉间喘鸣音的是射干麻黄汤；在小青龙汤基础上以喘闷为主、伴有阳明里热的是厚朴麻黄汤，类似于小青龙汤加石膏汤。外邪里饮证，表证轻、水饮轻，以喘为特点，是桂枝加厚朴杏子汤。

在麻黄汤基础上伴有表湿，无热证，属于寒湿，以体表困重疼痛为特点，是麻黄加术汤；在麻黄汤基础上，表证轻而湿热为主，以体表疼痛、发热为特点的，是麻杏苡甘汤。

表证需要解表，但错误的治疗，比如误发大汗、过汗伤津液、伤阳而传变，或表证误吐、下等导致变证、坏证。从而有桂枝加桂汤、桂枝去芍药汤、桂枝去芍药加附子汤、桂枝甘草龙骨牡蛎汤、桂枝去芍药加蜀漆牡蛎龙骨救逆汤等。

基本上，我们把太阳病篇串讲完毕。太阳病的治法很简单，就是汗法，解表发汗，代表药物只有五个，麻黄、桂枝、葛根、生姜、葱白。以麻黄、桂枝为核心药物，我们需要掌握麻黄、桂枝的鉴别要点，葛根重点掌握项背强几几的药证。生姜、葱白属于药食同源，解表力度弱而不伤津液，常用于津液虚证时候的外感。由麻黄、桂枝引申出麻黄汤、桂枝汤，在上述二方的基础上，从而构建了完整的太阳病体系，主要有：麻黄汤、桂枝汤；桂枝加葛根汤、葛根汤；桂枝麻黄各半汤、桂枝二麻黄汤一汤、桂枝二越婢一汤；大青龙汤、麻杏甘石汤；麻黄加术汤、麻杏苡甘汤；葛根加半夏汤、葛根芩连汤；小青龙汤、射干麻黄汤、厚朴麻黄汤；桂枝加厚朴杏子汤；桂枝加桂汤、桂枝去芍药汤、桂枝去芍药加附子汤、桂枝甘草龙骨牡蛎汤、桂枝去芍药加蜀漆牡蛎龙骨救逆汤。一共讲了22个方证。要站在六经的高度上，把上述方子串起来看，更容易理解，不要割裂开，要有整体观。

其实临床中辨证更重要，上述方证主要是归属于太阳病，这就要求我们掌握太阳病的诊断标准，只要患者符合表证诊断标准，同时符合阳证诊断标准，甚至可以简化为表证以及正气不虚（脉相对不弱、津液相对不虚），都可以归属于太阳病范畴。才进一步去细辨桂枝、麻黄类方。因此，表证的诊断标准对于太阳病格外重要，需要牢牢掌握。

胡希恕先生强调临床中先辨六经继辨方证，我们凝练成了经方辨证六步法，只要按照六步法去临床，基本能够保证开方的质量和疗效。至此，太阳病讲解完毕。下节课起，开始进入少阴病篇的学习。

第30讲：辨阴阳的重要性

　　六经来自八纲。六经的本质是三个病位、两个病性构成的，两个病性就是阴阳。从病性角度而言，世间一切疾病，不是阴证就是阳证。所以《素问·阴阳应象大论》曰："阴阳者，天地之道也，万物之纲纪……"张景岳在《景岳全书·传忠录》中指出"阴阳为医道之纲领"，"凡诊病施治，必须先审阴阳"。

　　阴阳很重要，包括中医院校第一门课程《中医基础理论》开篇讲的也是阴阳。《中医诊断学》中也讲辨阴阳。但大家脑海中有辨阴阳的清晰思路吗？临床中到底如何辨阴阳呢？

　　阴阳的本质是寒热、虚实，实、热属阳证，虚、寒属阴证，阴阳相对抽象，寒热、虚实较为具体，所以临床上辨阴阳就落在辨寒热、虚实上面。只要把寒热、虚实辨别清楚，阴阳就清楚了。《景岳全书·传忠录》又曰："六变者，表、里、寒、热、虚、实也，是即医中之关键，明此六者，万病皆指诸掌矣……明此六变，明此阴阳，则天下之病，固不能出此八者。"强调了辨别寒热、虚实的重要性。

　　既然阴证多虚、多寒，阳证多实、多热，完全可以通过辨寒热、辨虚实，达到辨阴阳的目的。在《经方辨治六步法》课程中，我们说过只要辨清楚了寒热、虚实，阴阳就明确了。但辨寒热更重要还是辨虚实更重要呢？

　　我们常以张飞和林黛玉分别作为阳证和阴证的代表。张飞和林黛玉的根本区别在哪里？

张飞长得高大魁梧，声音有力，脉是长大有力的，所以张飞是一个实证、阳证。林黛玉长得娇弱，形体瘦、弱不禁风，脉是沉弱无力的，林黛玉是一个虚证、阴证。假若张飞和林黛玉两人一起外出淋雨着凉，回来都感冒了。外邪是一样的，不同点表现为他们的正气不同。张飞的正气相对充足，所以正邪交争而有力，就是一个阳证。在表是太阳病、入里是阳明病；林黛玉的正气不足，正虚无力抗邪，表现为阴证，在表是少阴病、入里是太阴病，治法需要扶正祛邪。这是它们的不同。

就像一个国家A侵略另外一个国家B，国家B要奋起抗争，战争首先发生在边境线。假若国家B实力足，战争就比较激烈（正邪交争有力），在边境线（表证）的战争就会持续一段时间。如果国家B实力弱，敌人将很快攻破防线（正虚无力抗邪），由边境线直入腹地，类似于邪气由表入里。

虚证、实证，强调的是正气虚、正气实。正气虚，无力抗邪，就是个虚证，需要扶正祛邪。正气实，正邪交争有力，就是个实证，治疗不需要扶正，单纯祛邪即可。因此正气的虚实决定了是虚证还是实证。

虚证的时候正气不足，无力抗邪，症状反应表现为机体功能沉衰不足，表现为寒证而喜暖，比如林黛玉体质的人，气血不足，阳气虚不能温煦，平素就恶寒，比一般人穿得厚，喜欢温暖的环境，喝热水舒服。实证的时候正气足，正邪交争有力，症状反应表现为机体功能亢奋有余，表现为热证而恶热，比如张飞体质的人，正气壮实，阳气足，不怕冷反恶热，穿得少，脾气暴躁，喜欢寒凉环境，喜欢喝冷饮。

寒证并不是因为感受了寒邪，而是正气虚，热证也不是因为感受了热邪，而是正气足。虚证→寒证，虚证、寒证→阴证；实证→热证，实证、热证→阳证。所以虚实决定了寒热，虚实比寒热更重要。所以张飞、林黛玉的根本点在于前者为实证（正气足）、后者为虚证（正气虚），决定了前者是阳证、后者是阴证。

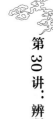

第30讲：辨阴阳的重要性

通过寒热辨阴阳

7.病有发热恶寒者，发于阳也；无热恶寒者，发于阴也。发于阳，七日愈；发于阴，六日愈。以阳数七、阴数六故也。

发热是正邪交争的表现，正气足则发热，正气虚则不发热或低热，儿童、成年人容易表现为高热，因为儿童为至阳之体、成人正气足，老年人犹如日薄西山，正气、阳气已虚，所以外感或肺炎的时候多不发热或低热。

邪气侵袭人体，正邪交争于表，表阳证正气足，正邪交争有力，表现为发热恶寒。表阴证正气不足，无力抗邪，表现为但恶寒不发热，就是想发热发不起来。反过来说，就是发热恶寒，多见于阳证，就是发于阳，无热恶寒，多见于阴证，就是发于阴。

发热恶寒，发于阳，就是阳证。无热恶寒，发于阴，就是阴证。第7条是辨阴证阳证的一个关键点。疾病表现为恶寒的时候，看有发热还是无发热。有发热就是发热恶寒，阳证，不发热就是无热恶寒，阴证。

比如张飞的外感，正邪交争有力，表现为发热恶寒并见，属阳证。林黛玉因为正气不足、无力抗邪，表现为但恶寒不发热。但我们需要明确，并不是说无热恶寒一定是阴证、发热恶寒一定是阳证。

表证的时候，表阳证未必发热，阴证未必不发热。

太阳病必恶寒，但初起的时候不见得一定会发热，所以是"或已发热或未发热，必恶寒"，就像我们很多人感冒的时候，往往是先浑身发冷、打个哆嗦，然后感冒了，是先表现为恶寒，不是一开始就发热恶寒并见的。太阳病初起或未发热的时候，不也是无热恶寒吗？难道属于阴证吗？

3.太阳病，或已发热，或未发热，必恶寒，体痛，呕逆，脉阴阳俱紧者，名为伤寒。

表阴证，也就是少阴病。阴证是正气虚，虚的轻重程度也不同，正气虚的不太重，虽然虚但仍有一定抗邪能力，所以不见得一定不发热，也有可能是低热。表阴证表现为恶寒不发热或低热。

阳证的时候是正邪交争有力，多表现为发热恶寒并见。阴证的时候正虚无力抗邪，多表现为不发热恶寒。但存在一定的特殊情况，表阳证的太阳病，初起也不一定会发热，甚至一些慢性鼻炎的太阳病，没有发热。而表阴证的少阴病，也可能会有低热。因此，表证的时候，以恶寒发热还是恶寒不发热判定阴阳，有些时候并不准确。

慢性疾病不能用寒热来判断

发热的症状常见于表证、发热类疾病，临床中大多数慢性疾病的患者往往没有明显的发热、恶寒的症状表现，如四君子汤证，也是阴证，但尚未达到阳虚的程度，恶寒症状不明显，而阳明病轻症，恶热，但不见得一定会发热，尤其是慢性病程的里证，大多时候不能依据寒热来辨。

但生病的人，必然存在正气的虚实问题，宋代大学士许叔微提出了："大抵调治伤寒，先要明表里虚实。能明此四字，则仲景三百九十七法，可坐而定也。"无论何种疾病，都有虚实之分，慢性疾病，可以无明显寒热，但没有不虚不实的。因此虚实比寒热在临床上更常见。通过辨寒热和虚实，达到辨阴阳的目的，辨虚实更为关键一些。

发于阳，七日愈；发于阴，六日愈。以阳数七、阴数六故也。

这是因为古人把奇数一、三、五、七、九当作阳，偶数二、四、六、八、十当作阴。古人也发现了感冒，就像患者感受普通感冒，身体健康，没有必要干预，7 天左右就能好，古人发现了有这么一个规律，为了更好地解释，说阳数七阴数六，大家也不用过多的去纠结。

11. 病人身大热，反欲得衣者，热在皮肤，寒在骨髓也。身大寒反不欲近衣者，寒在皮肤，热在骨髓也。

本条需要和第 7 条一起来看，也是通过寒热辨阴阳。

一个发热的患者，古代没有体温计，医生会拿手去触摸患者的肌肤

第 30 讲：辨阴阳的重要性

和额头，一摸，身体滚烫、体温很高，属于大热。此时医生问患者，想不想穿衣服？大热，按说应该像阳明病一样，是不恶寒、反恶热的。但恰恰相反，患者虽然发热，但是欲得衣，因为出乎意料，所以用了个"反"字，事出反常必有因。仲景认为这是热在皮肤，寒在骨髓也。

大家感冒的时候都有过这样的经历，在感冒高热的时候，即使高热39～40℃，一摸身上是滚烫的，但是你觉得骨子里边是寒冷的，所以一边发着高热，一边盖着厚被子躺在被窝里，身体打着哆嗦，蜷缩在被窝里面。古人已经描述了这种现象，称之为热在皮肤寒在骨髓。强调了不能用寒凉药物来治疗。上面的例子可能不太恰当，但能帮助我们理解。真正对应"热在皮肤，寒在骨髓也"，其实是阴盛格阳的阳气浮越于外的证候。

对于内伤疾病，强调辨阴阳，此时虽然有热的症状，例如面赤如妆、发热，但实际是真寒假热，是阴证、寒证而不是阳证、热证。假若是真热，应该是发热、恶热、渴喜冷饮、不欲近衣的，但通过大热而反欲得衣，是喜暖而恶寒的，说明这不是真热，而是假热的阴证。

身大寒，看似是比较典型的阴证，阴证应该是喜暖的，但实际上患者不欲近衣。说明身体是恶热、不欲近衣的，这是假寒真热，古人称之为寒在皮肤热在骨髓也。

本条通过大热而欲得衣、大寒而不欲近衣，说明前者是假热、后者是假寒，强调了要辨别寒热的真假。本条也经常被后世当作辨别真寒假热和真热假寒的一个鉴别点。

大家有没有发现我们中医描述急危重的医案，其实都是关于真热假寒和真寒假热的格拒证候，浮阳外越的本质也是真寒假热。根本上都是辨别阴证阳证。比如来了一个患者，四肢逆冷，看着像四逆汤证，到底是不是四逆汤证呢？你就看患者穿的衣服厚还是不厚？如果四肢逆冷，但是患者喜欢喝凉的、喜欢凉快的环境、穿得少，这就是不欲近衣，再加上其他四诊信息，如脉沉取有力等，就能确定是个假寒证。就是寒在皮肤而热在骨髓。

而且也根本就不需要问患者是欲得衣、还是不欲近衣，对于神志清醒的患者，看一眼患者的穿着打扮，穿的厚还是少，就知道是欲得衣、还是不欲近衣了。也体现了望诊的重要性。

总之，第 7 条、第 11 条，是通过症状反应，通过发热和恶寒之间的关系，来帮助我们判断是热证和寒证，那么热证寒证再进一步上升为阳证、阴证，所以这两条看着是辨寒热，实际上是通过寒热达到辨阴阳的目的。

如《续名医类案》：吴孚先治一人伤寒，身寒逆冷，时或战栗，神气昏昏，大便秘，小便赤，六脉沉伏。或凭外象谓阴症，投热剂；或以脉沉伏，亦作阴治。吴诊之，脉沉伏，而重按之则滑数有力，愈按愈甚，视其舌则燥，探其足则暖。曰：此阳症似阴，设投热药，火上添油矣。乃用苦寒峻剂，煎成乘热顿饮而瘥。按：内真寒而外假热，诸家尝论之矣。至内真热而外假寒，论及者罕。此案故宜熟玩。

这个医案就是真热假寒。看着是四肢逆冷的阴证，实际上脉沉取滑数有力，是个实证、阳证，从阳证论治而愈。

当然临床上也不能仅仅依据欲得衣、不欲近衣就确定是寒热真假，显得有些草率。郑钦安是扶阳学派的开山祖师，扶阳学派善用姜桂附温阳，姜桂附属于温阳、补阳治法，对应的是寒证、虚证，即阴证，所以对阴证的辨别认识格外深入。郑钦安曰：医学一途，不难于用药，而难于识证。亦不难于识证，而难于识阴阳。最终强调的还是辨别阴阳的重要性，所以学习扶阳学派，不是学姜桂附的经验，而是学如何辨阴阳。

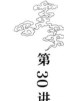

第 30 讲：辨阴阳的重要性

第31讲：辨阴阳的五个要点

扶阳学派重视温阳，善用姜桂附。扶阳学派的最核心的知识点就是辨别阴阳，扶阳学派对于辨阴证辨阳证论述是最为详细的。因此基于扶阳学派的认识，我们提出了辨阴阳的五个要点，也是辨阴证、辨阳证的诊断标准。

郑钦安曰：

阳虚病，其人必面色唇口青白无神，目瞑倦卧，声低息短，少气懒言，身重畏寒，口吐清水，饮食无味，舌青滑，或黑润青白色，淡黄润滑色，满口津液，不思水饮，即饮亦喜热汤，二便自利，脉浮空，细微无力，自汗肢冷，爪甲青，腹痛囊缩，种种病形，皆是阳虚的真面目，用药即当扶阳抑阴。

阴虚病，其人必面目唇口红色，精神不倦，张目不眠，声音响亮，口臭气粗，身轻恶热，二便不利，口渴饮冷，舌苔干黄或黑黄，全无津液，芒刺满口，烦躁谵语，或潮热盗汗，干咳无痰，饮水不休，六脉长大有力，种种病形，皆是阴虚的真面目，用药即当益阴以破阳。

上述两段是描述辨阴证、阳证比较全面的论述，阳虚病就是阴证，阴虚病就是阳证。为了更直观一些，给大家凝练了下面的表。主要从望诊、有无口渴、二便、舌诊、脉诊五个方面来整体确定阴证阳证，就比较全面了。

表 16　辨阴证阳证的五个要点

	阴证	阳证
望诊（精神状态）	阳虚病，其人必面色唇口青白无神，目瞑倦卧，声低息短，少气懒言，身重畏寒，饮食无味，自汗肢冷，爪甲青，腹痛囊缩	阴虚病，其人必面目唇口红色，精神不倦，张目不眠，声音响亮，口臭气粗，烦躁谵语，身轻恶热，或潮热盗汗，
津液虚实	口吐清水，不思水饮，即饮亦喜热汤	口渴饮冷，饮水不休，干咳无痰
二便	二便自利	二便不利
脉诊	脉浮空，细微无力	脉长大有力
舌诊	舌青滑，或黑润青白色，淡黄润滑色，满口津液，	舌苔干黄或黑黄，全无津液，芒刺满口，
	种种病形，皆是阳虚的真面目，用药即当扶阳抑阴。	种种病形，皆是阴虚的真面目，用药即当益阴以破阳。

　　结合张飞和林黛玉的形象，能够帮助我们理解。张飞是阳证的代表，林黛玉是阴证的代表，前面讲过阴阳的根本区别在于阳证者正气实，阴证者正气虚。这里的正气更多指的是阳气。

　　林黛玉正气虚、阳气虚，在望诊上表现为虚弱而恶寒的特点，没有精气神。因为正气虚，气血虚且寒则气血凝泣不行，表现为面色唇口青白无神，精气神弱而困倦，目瞑倦卧，声低息短，少气懒言，阳气虚弱不能温煦则身重畏寒。阳气虚则恶寒，机体功能沉衰不足，消化功能也不足，表现为饮食无味，大家想夏季下一场雨，地面很快就干燥了，因为热能伤津、消耗津液，冬季寒冷，下一场雨，地面湿漉漉的能持续更长的时间，阳虚有寒不仅不能消耗津液，反而阳虚则水饮内生，表现为口吐清水，不思水饮，即饮亦喜热汤。阳气有温煦和固护收摄功能，阳虚在体表不能温煦而恶寒、不能固摄则阳虚自汗，阳虚在里不能收摄而二便自利，表现为大便便溏、腹泻、甚至下利清谷，小便清长而尿频。寒主收引，寒则气血凝滞而不行，表现为肢冷、爪甲青、腹痛囊缩、喜暖喜按。舌诊上，因为阳虚则水饮内生，全身水分多，表现在口腔则口

第31讲··辨阴阳的五个要点

177

吐清水、不思水饮，在二便上水分多则便溏、尿频，二便下利除了阳虚的原因，还有水分多的原因。在舌诊上则表现为舌体胖大而水分多，所以不管舌苔颜色是青、黑、白、黄，舌苔都是润滑而水分多，在四肢上则可有水肿的表现。在脉诊上，因为正气虚，所以脉沉取必然无力，表现为细微无力，即使脉浮，也是浮空的特点，空就是正气虚、不足。

阴证的对立面就是阳证，所以阴证、阳证可以对应起来看，阴证的症状，反过来就是阳证。如张飞正气实、阳气旺，气血流通快，在望诊上表现为面目唇口红色，精气神足而亢奋，表现为精神不倦，张目不眠，声音响亮，口臭气粗，烦躁谵语。阳气足则热，热能伤津耗液，表现为热盛津伤，在口腔表现为口渴饮冷，饮水不休。整体为热盛津伤，同样大肠、小肠也是津伤不足，大肠津液少则便难，小肠津液少则小便无源，甚则赤少而热痛。气道津液少则干咳无痰或黏痰。阳证则机体功能亢奋，身体轻快，所以很多医案都描述，阳亢的时候除了脾气暴躁，往往还有神志异常亢奋、神昏谵语、登高而歌、弃衣而走、毁物打人、力大过于平常，都是阳证时身体轻快、能够超常发挥的表现。而阴证的时候，机体功能沉衰不足，且多水饮，故而身体沉重。舌诊上，机体为热盛津伤，故舌苔无论黄、白、黑，必然舌苔干燥，全无津液，芒刺满口。因为正气足，正邪交争有力，故脉诊上六脉长大有力。

辨阴证、辨阳证很重要，阴阳辨证不能出错，一旦辨证出错，你的治法就是南辕北辙，不仅无效，反而会加重病情甚至危及生命。所以张景岳说：伤寒纲领，惟阴阳为最，此而有误，必致杀人。陈修园则谓：良医之救人，不过能辨认此阴阳而已；庸医之杀人，不过错认此阴阳而已。所以当良医还是当庸医，就看能不能明辨阴阳了。

有诸内者，必形诸外。阴证的症状表现，本质是虚、寒在望闻问切四个维度上的不同表现，治法以温阳为代表，如姜、桂、附、吴茱萸为代表的方剂。阳证的症状表现，本质上是实、热在望闻问切四个维度上的不同表现，治法以祛邪、清热为主，如生大黄、生石膏等为代表的方剂。

辨阴证、阳证需要整体来看，主要辨证点是望诊、口渴与否、二便、舌、脉五个要点，通过这五个要点，基本上能够辨清楚阴证和阳证了。阴证阳证的辨证共用这一个诊断标准。

阴证的本质是虚证、寒证，阳证的本质是实证、热证，因此辨阴阳的五个要点实际上是辨虚实、寒热。我们分析之后，发现虚实决定了寒热，虚实处于更重要的地位，因此临床上要重视辨虚实，而虚实强调的是正气的虚实，不是邪气的虚实。

虚实之要莫逃乎脉，因此脉诊沉取有力无力就比较关键了。脉沉取有力者为实，脉沉取无力者为虚。其次，舌诊时，舌苔的黄白并不重要，重要的是舌苔的润燥，也就是水分越多表现为润苔、腻苔、滑苔，则阴证可能性更大，水分越少表现为苔干燥，阳证的可能性更大。当然辨阴阳需要整体来看，一定把五个诊断要点整体来看，只有这样才不会出错。所以仲景的第 7 条、第 11 条只是给我们提供了一个思路，实际上并不能仅凭有无发热、是否欲得衣而确诊。

第 31 讲·辨阴阳的五个要点

179

第 32 讲：麻黄附子甘草汤、麻黄附子细辛汤

少阴病是表阴证，病位在表的阴证，即病位在表、病性属阴，凡是既符合表证的诊断标准又符合阴证诊断标准，就是表阴证的少阴病。

281. 少阴之为病，脉微细，但欲寐也。

本条是少阴病的提纲条文。阴证的根源是虚证，人体正气不足，阳虚，机体功能沉衰，故少阴病在望诊上表现为精神状态差、目瞑倦卧，就是但欲寐。人体正气不足，需要节省能量，最节省能量的方法就是睡觉了，所以虚证的人总想睡觉（但欲寐），类似于动物的冬眠以节省自身阳气。正气不足在脉诊上表现为脉微细而无力。仲景把望诊和脉诊作为少阴病的提纲，也突出了望诊、脉诊的重要性。实际上，少阴病提纲条文也是不全面的，因为脉微细、但欲寐只能反应是阴证，不能说明是表证。所以还要结合麻黄附子甘草汤的条文来看。

302. 少阴病，得之二三日，麻黄附子甘草汤，微发汗。以二三日无证，故微发汗也。

麻黄二两，去节　甘草二两，炙　附子一枚，炮，去皮，破八片

上三味，以水七升，先煮麻黄一两沸，去上沫，内诸药，煮取三升，

去滓，温服一升，日三服。

　　麻黄附子甘草汤，微发汗。发汗就是汗法，针对的只能是表证，仲景认为麻黄附子甘草汤是发汗的治法，治疗的少阴病，说明少阴病是表证。不是表证，仲景会发汗吗？以二三日无证，是无里证，虽然二三日了，但没有入里，仍在表，所以治法是微发汗。

　　通过本条可以明确：①少阴病是病位在表，所以治法是微发汗。②为何强调微发汗？是因为少阴病的本质是表阴证，正气津液不足，发汗容易伤津液，所以不能发大汗，只能微微发汗。③麻黄附子甘草汤是微发汗的，不能发大汗，所以处方中麻黄的剂量是二两，比麻黄汤中麻黄的剂量三两要小。④麻黄、甘草是麻黄汤的底方，发汗解表，附子、甘草也就是四逆汤的底方，辛甘化阳。合在一起的治法是解表以及温阳，针对的就是表证以及阴证的少阴病。所以麻黄附子甘草汤是少阴病的代表方。⑤阳证的时候正气充足，正邪交争于表，能够持续一段时间，而表阴证的正气不足，无力抗邪导致邪气将很快入里，所以表阴证的表证时间窗口短，需要积极治疗。仲景之所以强调二三日，就是因为阴证的时候邪气在表的时间短，二三日的时候邪气就往往入里了，此时虽然二三日了，但邪气没有入里，仍然在表，赶快用温阳解表的治法来微发汗。否则表证容易传变为里证的太阴病。

　　第281条的少阴病提纲条文明确少阴病为阴证，第302条明确少阴病是表证，结合这两条条文，可知少阴病是病位在表的阴证（表阴证），也就是太阳病（表阳证）的对立面。

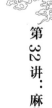

301. 少阴病，始得之，反发热脉沉者，麻黄细辛附子汤主之。

　　麻黄二两，去节　细辛二两　附子一枚，炮，去皮，破八片

　　上三味，以水一斗，先煮麻黄，减二升，去上沫，内诸药，煮取三升，去滓，温服一升，日三服。

　　少阴病，始得之，说明疾病初起，阴证为虚证，正气不足，无力抗

181

邪，所以往往是不发热或低热的。表证的发热，其实是正邪交争的表现，是机体感受邪气后的反应，所以表证的发热一定程度上也反映了正邪斗争的程度，热度越高，除了邪气实以外，也说明正气足。反之，表证的时候，低热或无热，除了可能邪气弱以外，还有正气弱的因素。正气不足，正虚无力抗邪的时候，想发热也发不起来，类似于机体反应不足。所以发热的高低一定程度上能够帮助我们确定是阴证还是阳证。

少阴病是不发热或低热，本条的"反发热"，和一般少阴病表现不同，仲景用了个"反"字，反常，说明必然是有原因的。脉沉也是少阴病的脉象特点，虽然少阴病提纲条文说脉微细，脉微细是从脉体粗细和指腹下的力度而言的，从脉位来说，表证多脉浮，但阴证的正气不足，气血浮不起来，所以少阴病脉往往浮细弱无力，或不浮而沉、细弱无力。

以方测证来看，麻黄细辛附子汤是麻黄附子甘草汤的变方，在麻附甘的基础上，麻黄、附子剂量不变，去炙甘草二两，加细辛二两，就是麻附辛方。麻黄解表、附子温阳，符合少阴病的温阳解表的治法。

方中的细辛该如何认识呢？《伤寒论》中解表的代表药物是麻黄、桂枝、葛根、生姜、葱白，细辛不是典型的解表药物，所以细辛不是用来解表的。《伤寒论》中温阳的代表药物是附子、干姜、桂枝、吴茱萸，细辛也不是典型的温阳药物，所以细辛也不是用来温阳的。但细辛有一定散寒化饮的作用，同时有一定解表作用，用于沉寒锢冷、水饮内停证，如小青龙汤的外邪里饮方证，就用到了细辛。

麻附辛方证，外有少阴表证，内有寒性水饮，所以在麻黄附子温阳解表的基础上，加入细辛，细辛配附子温阳化饮，细辛配麻黄增强解表散寒，这就是麻附辛方证，甘草有缓急迫作用不利于水饮祛除，所以去甘草。正是有水饮存在，水饮相激导致了反发热，加之水饮郁阻气机而脉沉。故麻黄附子细辛汤的适应证是：少阴病麻黄附子甘草汤证基础上，里有寒饮但不重，表现为苔润滑或有发热者。

胡希恕先生医案：许某，男，47 岁，初诊日期 1978 年 5 月 4 日：

感冒 2 天，右侧头痛，自觉无精神，两手逆冷，无汗恶寒，口中和，不思饮，舌质淡，舌苔薄白，脉沉细，咽红滤泡增生多。

胡希恕先辨证为此属虚寒表证，治以温阳解表，与麻黄附子甘草加川芎汤：麻黄三钱，制附子三钱，炙甘草二钱，川芎三钱。结果：上药服一煎，微汗出，头痛解。未再服药，调养两日，精神如常。

该案中，无汗恶寒、头痛为表证，当辛温发汗以解表。虽然病位在表却已陷于阴证，如两手逆冷、无精神、舌质淡而脉沉细，均提示阳气不足、机能沉衰，属于表阴证，当温阳强壮以解表，故胡希恕先生治以麻黄附子甘草汤，同时因头痛明显，加入川芎以增强疗效。本案为表阴证，若不温阳解表，怎能收到经方"一剂知两剂已"的疗效？因此临床上表阴证的治疗需要引起我们的重视。

少阴病是病位在表的阴证。少阴病的诊断很简单，既符合表证又符合阴证的诊断标准，就是少阴病。需要我们掌握表证的诊断标准和阴证的诊断标准。少阴病的治法是温阳解表，因为阳气不足、津液已伤（脉微细、但欲寐），所以解表的时候要微发汗而不能发大汗，麻附甘是少阴病的代表方之一，麻附辛不是单纯的少阴病，而是少阴病夹饮，即少阴太阴合病的方证。

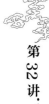

第 32 讲：麻黄附子甘草汤、麻黄附子细辛汤

第33讲：桂枝加附子汤、桂枝加芍药生姜各一两人参三两新加汤

少阴病是表阴证，治法是解表以及温阳。解表的核心药物是麻黄、桂枝。麻黄附子甘草汤是麻黄配伍附子温阳解表，是少阴病的代表方。同时，桂枝配伍附子温阳解表的桂枝加附子汤，也是少阴病的代表方。

（一）桂枝加附子汤

20. 太阳病，发汗，遂漏不止，其人恶风，小便难，四肢微急，难以屈伸者，桂枝加附子汤主之。

桂枝三两，去皮　芍药三两　甘草三两，炙　生姜三两，切　大枣十二枚，擘　附子一枚，炮，去皮，破八片

上六味，以水七升，煮取三升，去滓，温服一升。本云桂枝汤，今加附子，将息如前法。

太阳病的治法是发汗，出现了遂漏不止，说明本身应该是太阳病桂枝汤证，却用了麻黄汤发汗，导致遂漏不止，津液以汗出的形式丢失，同时津液为阳气之载体，津液中的阳气也随之而丢失，所以大发汗不仅伤津液也伤阳气。津液不足不能濡润，出现了小便难、四肢微急、难以屈伸。阳气不足则恶风甚至恶寒，本条的恶风比桂枝汤证的恶风更重，也是陷入阴证的表现，推测这里的脉应该是细弱无力的，因为津液、阳

气都虚了。

桂枝加附子汤和麻黄附子甘草汤如何鉴别？

桂枝加附子汤和麻黄附子甘草汤的鉴别，本质是桂枝和麻黄的鉴别、桂枝汤和麻黄汤的鉴别。之前讲过麻黄和桂枝的鉴别点，一是无汗有汗、二是脉紧脉弱，实际上反应的是津液（正气）虚实的问题。少阴病的本质是虚、阳虚、甚至气血阴阳都虚，所以少阴病的脉都弱。这样一来，就无法从脉紧还是脉弱来鉴别是桂枝加附子汤还是麻黄附子甘草汤了，只能依据有汗还是无汗来鉴别。因此，少阴病有汗，温阳解表用桂枝加附子汤；少阴病无汗，温阳解表用麻黄附子甘草汤。可以说，太阳病的核心方是桂枝汤、麻黄汤，少阴病的核心方就是桂枝加附子汤、麻黄附子甘草汤。

少阴病的本质是阳虚，温阳的药物有附子、干姜、桂枝、吴茱萸。桂枝这个药物比较特殊，既能解表也能温阳，我们需要明确，和表证配伍的温阳药物，仲景温阳只用附子，这是附子的特点所决定的。

王好古曰：“附子，其性走而不守，非若干姜止而不行。而究其原因，在于附子走而不守，通行十二经，无所不至”。从《伤寒论》中附子的应用可见，附子既可以配伍里药温壮里阳，亦可配伍表药以温助表阳。不仅可以用于里证如四逆汤，亦可以用于表证如麻黄附子甘草汤。因附子辛温，能通达上下，可升可降，可表可里。

《伤寒论》中辛温发汗解表类主要是麻黄汤类方和桂枝汤类方，麻黄汤的底方是麻黄、甘草，桂枝汤的底方是桂枝、甘草。表阴证，再加附子温阳，因此仲景温阳强壮解表的方剂是以桂枝加附子汤、麻黄附子甘草汤为代表。

第33讲·桂枝加附子汤、桂枝加芍药生姜各一两人参三两新加汤

表17　太阳病、少阴病

	发热特点	平素体质	脉	舌	病机	诊断	治法	注意事项	代表方
太阳病	发热恶寒	体质偏实，如张飞体质	脉相对有力	舌质、舌苔相对正常	正气相对足，正邪交争有力	实证阳证	辛温解表	发汗	麻黄汤、桂枝汤
少阴病	无热恶寒（低热或无热）	体质偏虚、阳虚，如林黛玉体质	脉无力（脉微细）	舌淡嫩苔白润	正虚，正气无力抗邪	虚证阴证	辛温解表＋温阳	微发汗	麻附甘、桂枝加附子汤

备注：发热、恶寒，都是患者的自我感觉。

（二）桂枝加芍药生姜各一两人参三两新加汤

虚则补之。正气虚但又没有达到阳虚的程度，只是气虚的时候，可以不加附子，加入补气益气的药物，如人参、黄芪即可。同样属于补虚，属于虚证，属于阴证范畴。所以四逆汤是太阴病，四君子汤也是虚证、阴证的太阴病。桂枝加附子汤是虚证、阴证的少阴病，桂枝加人参汤也是虚证、阴证的少阴病，其中桂枝汤解表、人参补虚益气。在《伤寒论》中，类似于桂枝加人参汤的就是桂枝加芍药生姜各一两人参三两新加汤，简称桂枝新加汤。

62. 发汗后，身疼痛，脉沉迟者，桂枝加芍药生姜各一两人参三两新加汤主之。

桂枝三两，去皮　芍药四两　甘草二两，炙　人参三两　大枣十二枚，擘　生姜四两

上六味，以水一斗二升，煮取三升，去滓，温服一升。本云桂枝汤，今加芍药生姜人参。

本条的发汗后身疼痛，一方面是表不解的不通则痛，一方面是已发

汗伤了津液，津气不足不能濡养导致的不荣则痛，脉沉迟也是虚脉，反映了津气不足的特点，此时表未解，用桂枝汤微微发汗解表不伤津液，同时益气生津。同时加大芍药和生姜的剂量，来养津液、温阳解表，加入人参三两益气生津、鼓舞正气、扶正祛邪。

桂枝加芍药生姜各一两人参三两新加汤，简单来看，就是桂枝汤，主要是加入人参三两，完全可以仿照桂枝加附子汤的命名，称之为桂枝加人参汤。再把方中本来就有的芍药、生姜各加一两，就是桂枝新加汤。所以桂枝加附子汤温阳解表，桂枝新加汤益气解表，可以用于气虚外感的少阴病。按照治法角度，后世阳虚外感、气虚外感、血虚外感、阴虚外感，都是属于少阴病范畴，因为他们都属于表证，治法都是解表以及扶正（补虚），只是阳虚补阳、气虚补气、血虚养血、阴虚滋阴而已。

387.吐利止，而身痛不休者，当消息和解其外，宜桂枝汤小和之。

汗吐下三法是祛邪的好办法，但汗吐下也会伤津液。本条就是吐利伤津液，同时表证未解，出现了身痛不休，虽然表证未解，因吐利伤津液，而且津液伤的程度比较重（身痛不休），所以不能用麻黄剂，只能用桂枝汤调和营卫，所以桂枝汤小和之，消息和解其外，就是微微解表的同时益气生津。和法是半表半里的治法。这里的"和"指的是调和营卫，使体表的阴阳恢复平和状态。

需要注意，若吐利伤津液的程度重，出现了"脉沉迟者"，陷入于阴证，已经不是桂枝汤能解决的，需要用桂枝新加汤，津液虚损更重者，脉沉细弱明显，则用桂枝加附子汤。因此对于表证伴有津液虚的，轻者桂枝汤，重则新加汤，再重就是桂枝加附子汤。若更重，则津液、阳气虚损明显者，需要舍表救里，直接用四逆汤。

第 34 讲：白通汤与白通加猪胆汁汤

白通汤是少阴病方证，本质是少阴太阴合病的方证，由于葱白通阳的观点，导致对白通汤的理解陷入了误区，妨碍了本方的临床应用。

（一）白通汤

314. 少阴病，下利，白通汤主之。

葱白四茎　干姜一两　附子一枚（生，去皮，破八片）。

上三味，以水三升，煮取一升，去滓，分温再服。

315. 少阴病，下利脉微者，与白通汤。利不止，厥逆无脉，干呕烦者，白通加猪胆汁汤主之。服汤脉暴出者死，微续者生。白通加猪胆汁汤。

葱白四茎　干姜一两　附子一枚，生，去皮，破八片　人尿五合猪胆汁一合

上五味，以水三升，煮取一升，去滓，内胆汁、人尿，和令相得，分温再服。若无胆，亦可用。

第 314 条和第 315 条，都突出了少阴病，下利，用白通汤。

下利是里证，少阴病病位在表，少阴病是不应该出现下利的。少阴病伴有下利，说明这不是一个单纯的少阴病，而是一个表里合病的情况，白通汤的整个方药是温阳的，寒者热之，说明这里的下利是属于太阴病的下利。因此白通汤是阴证的合病，即少阴太阴合病。

白通汤中，干姜一两，生附子一枚，是温阳的，毋庸置疑。葱白具有辛温解表作用，如《肘后方》的葱豉汤，就是用葱白来辛温解表，葱白四茎就是四根大葱的葱白，剂量不小，葱白是辛温走窜的，大家可以咬上一口大葱，就能体会到一股辛辣之气，由口腔鼻部上冲头脑，这就是中药的辛味的体现。在缺医少药的地方，有外感病需要解表发汗的时候，没有麻黄、桂枝怎么办？拿生姜、葱白煮水，甚至芫荽，同样能够辛温发汗解表。

《伤寒论》中，解表的药物有哪些？只有五个药物，就是麻黄、桂枝、葛根、生姜、葱白，都是辛温。如果表证较重，可使用麻黄、桂枝来解表，也就是麻黄汤；表证轻者，可用桂枝汤微微发汗、调和营卫。如果津液进一步虚弱，不可大发其汗以免伤津液，可以去桂枝，保留生姜，这就是第28条的桂枝去桂加茯苓白术汤，虽然去了桂枝，但方中仍有生姜，依然可以解表。再如真武汤是阳虚水泛，水泛于体表，表现为四肢水肿，同时属于阴证，所以用生姜来解表发汗。阳气津液进一步虚弱，连生姜也不用了，用葱白来解表，就是白通汤。

后世有一个血虚外感的代表方，《外台秘要》葱白七味饮，大家可以想，血虚外感就是血虚证以及表证，治法就是解表、养血。津血同源，血虚者津液也虚，不可发大汗，只能微微发汗，所以麻黄、桂枝都不用，用葱白来解表。所以，津液是一个重要概念，汗吐下三法祛邪的时候时刻关注津液的虚实。表面上关注津液，其实更关注津液里面涵养的阳气。因为津液虚了，阳气也虚。陈修园说"存津液是真诠"，希望引起大家的重视。

白通汤是少阴太阴合病，在少阴病的基础上，又出现了太阴病下利，这是白通汤的使用标准。结合第315条，下利脉微者，与白通汤，说明白通汤脉微，体现了阴证虚寒不足的特点。本来就是少阴病，津虚阳虚，再加上太阴病的下利，雪上加霜，进一步导致津液、阳气虚损不足，脉就是微细的。所以白通汤用附子、干姜来温阳，用葱白解表，也是表里双解。

少阴太阴合病的下利是用白通汤，太阳与阳明的合病下利用葛根汤或葛根芩连汤，第32条：太阳与阳明合病者，必自下利，葛根汤主之。第34条：太阳病，桂枝证，医反下之，利遂不止，脉促者，表未解也，喘而汗出者，葛根黄芩黄连汤主之。其实，白通汤、葛根汤也都是逆流挽舟的治法。

（二）白通加猪胆汁汤

315. 少阴病，下利脉微者，与白通汤。利不止，厥逆无脉，干呕烦者，白通加猪胆汁汤主之。服汤脉暴出者死，微续者生。白通加猪胆汁汤。

葱白四茎　干姜一两　附子一枚，生，去皮，破八片　人尿五合　猪胆汁一合

上五味，以水三升，煮取一升，去滓，内胆汁、人尿，和令相得，分温再服。若无胆，亦可用。

白通汤是少阴太阴合病，用葱白来解表。但本条出现了下利不止、厥逆、无脉，已经是阴证的重症阶段，是四逆汤证，甚至是通脉四逆汤证（通脉四逆汤是四逆汤加大附子、干姜剂量）。此时即使有表，也要舍表救里了。大家可以想，一个患者，出现了下利不止，导致脱水、失水，水量不足小便就少，导致不能灌注四末而厥逆，就是四逆，血压降低以至于脉搏不能触及（比脉微更重），所以无脉，就是西医学的休克。一个休克的患者，即使有表证，也不能解表，因为解表就会发汗，就会伤津液，此时只能舍表救里，用四逆汤，先里后表。第91条和第372条是这个治疗先后原则的具体应用。

91. 伤寒，医下之，续得下利，清谷不止，身疼痛者，急当救里；后身疼痛，清便自调者，急当救表。救里宜四逆汤，救表宜桂枝汤。

372. 下利腹胀满，身体疼痛者，先温其里，乃攻其表。温里宜四逆

汤，攻表宜桂枝汤。

因此，结合第 91 条、372 条，总结一下表里合病的三种治法：

（1）先表后里。先解表，再治里，如第 106 条："其外不解者，尚未可攻，当先解其外；外解已，但少腹急结者，乃可攻之，宜桃核承气汤。"临床上见到一个表证为主，里证不重，完全可以先解表，表证解了，出现了少阳或阳明，以法治之即可。

（2）表里双解，如大青龙汤、小青龙汤的表里双解。金元四大家之一刘河间的防风通圣散、双解散，也是这个思路。

（3）先里后表，这个情况相对前两者较少见，常见于阴证的合病，因为阴证，人体津液阳气不足，假若出现了下利清谷，虚损急迫明显，需要舍表救里，如休克患者的外感，先救命，治疗休克，舍弃外感，因为治疗外感就要解表发汗，更伤津液。因此，先表后里或表里双解的治法，常见于津液、阳气尚可，不太虚弱时。而先里后表，见于阴证的合病，如少阴太阴合病，津液阳气虚损明显、病情危重时。

第 315 条，在白通汤下利的基础上，出现了"利不止、厥逆、无脉"，已经属于休克状态的阴寒重证，即使有表，也不能解表。应该用四逆汤或通脉四逆汤回阳救逆、舍表救里，不应当再辛温发汗了，即使葱白的辛温发汗力量弱，也不能用。

山西名老中医李翰卿老先生也认为：白通汤证多在急性时期，若时间稍久，很少适用，因为葱白毕竟有发散性，对单纯的阳虚证，应防其虚脱。又曰：没有头痛者，不可用葱白。其实李翰卿老先生的话，也都是指出：没有表证（头痛），不能用葱白和白通汤。

因此，胡希恕先生认为本条是不对的，应该是通脉四逆汤加猪胆汁、人尿，而不是白通加猪胆汁、人尿。

利不止，厥逆无脉，干呕烦者，白通加猪胆汁汤主之。

除了利不止，厥逆无脉，还有干呕、烦，是一个休克基础上的热象，

第34讲··白通汤与白通加猪胆汁汤

后世称之为阴盛格阳、真寒假热、阴极似阳、浮阳外越等，都是一个意思。

366. 下利，脉沉而迟，其人面少赤，身有微热，下利清谷者，必郁冒汗出而解，病人必微厥。所以然者，其面戴阳，下虚故也。

下利、脉沉、脉迟，是阴证的重证的四逆汤证，同时面少赤，身有微热，其面戴阳，是假热，就是格拒的表现，病情已经急迫危急，所以《医宗金鉴》认为阴盛格阳，就是阴证的基础上，伴有色浅赤、发热、烦的假阳证，即真寒假热，实际是重证的阴证。反之，在阳证的基础上，见到四肢厥逆，病情危重的时候，就是阳盛格阴、真热假寒。历代中医病案里面病情最重、最能凸显医家水平的，都是阴盛格阳或阳盛格阴的医案。其实基本功都是辨阴阳，掌握了前面讲的辨别阴阳的五个诊断要点，大家都能准确的诊断及治疗。

我们总结一下格拒证的诊断标准。

阴盛格阳：①辨证属于阴证，而且是阴证的重证。②同时在阴证基础上出现了一些阳热的表现（如发热面赤），属于阴盛逼迫阳气外越。③症状比较急迫，属于急危重症时，就是阴盛格阳或真寒假热证。

阳盛格阴：①辨证属于阳证，而且是阳证的重证。②同时在阳证基础上出现了一些阴证的表现（如手足逆冷），属于阳盛逼迫阴气外越。③症状比较急迫，属于急危重症时。就是阳盛格阴，或真热假寒证。

病情不重时，一般不说格拒证。

表18 《医宗金鉴》辨阳盛格阴、阴盛格阳

阳盛格阴	阳盛格阴身肢厥	恶热烦渴大便难	沉滑爪赤小便赤	汗下清宜阴自完
阴盛格阳	阴盛格阳色浅赤	发热不渴厥而烦	下痢尿清爪青白	浮微通脉复阳还

（三）为何加猪胆汁、人尿？

前面讲了，白通加猪胆汁汤应该是通脉四逆加人尿五合、猪胆汁一合。后世解释为何加猪胆汁、人尿？需要结合第366条的通脉四逆加猪胆汁汤一起来看。

解释有二：①本证属于阴寒内盛，阴盛格阳，存在格拒，此时服热性药往往格拒不受，所以加猪胆汁、人尿以反佐，属于热因寒用之法。②本证脉微欲绝或脉沉而迟或厥逆无脉，且下利清谷或利不止，一方面是阳欲亡，一方面是阴已亏，所以用通脉四逆汤回阳，加猪胆汁、人尿以益阴。

第一个说法更合适。因为按照第二种说法，其实加人参更合适。所以加猪胆汁、人尿更多在于防止药物格拒，而不是用来清热养阴的。胡希恕先生认为猪胆汁是个苦味亢奋药，有亢奋作用，人尿大概也起亢奋作用，可治人一时的虚脱。是从服药后的反应上来讲的，我们把猪胆汁、人尿理解为，都是性味苦寒的液体，能够敛降欲脱的浮阳，治疗阴盛格阳，避免药物格拒，假若单纯阳虚，没有格拒，则不用猪胆汁及人尿。

317. 少阴病，下利清谷，里寒外热，手足厥逆，脉微欲绝，身反不恶寒，其人面色赤，或腹痛，或干呕，或咽痛，或利止脉不出者，通脉四逆汤主之。

通脉四逆汤属于太阴病，放在这里讲是为了帮助理解本篇内容，具体在太阴病篇讲。第315条白通加猪胆汁汤的干呕，与第317条通脉四逆汤的干呕，是阴寒内盛，气机（胃气）上逆所致。烦是烦躁的表现，属于阴盛格阳。其实第317条也是阴盛格阳，仲景直接用通脉四逆汤，并未加入猪胆汁或人尿。所以轻度的阴盛格阳，直接用四逆汤的重剂即通脉四逆汤，若格拒症状明显，则加入猪胆汁、人尿，即通脉四逆加猪胆汁汤。反之，若单纯亡阳，并无热象，不可加入猪胆汁及人尿，仍用大剂量的四逆汤（通脉四逆汤）即可。

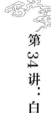

第34讲：白通汤与白通加猪胆汁汤

服汤脉暴出者死，微续者生。

本条是阳虚重证，即使服了通脉四逆加猪胆汁汤属于方证相应，脉也不可能立即变的有力，也是缓慢恢复的，脉需要和证符合，不符合就会有问题。所以服汤后脉暴出，不是阳气恢复的表现，而是阳气外越，是脱证，是假象的脉大，必然无根，故仲景曰"服汤脉暴出者死，微续者生"。

小结一下，白通汤方证是少阴太阴合病，因为条文中的下利，并非表证，而是太阴病的里证表现。后世认为白通汤的葱白有通宣阳气作用，其实是不理解葱白的辛温解表发汗作用。通过白通汤，掌握表证的治疗思想，既能达到汗出解表，同时还不伤津液，要根据津液的情况选择合适的发汗解表药物。白通汤的津液、阳气虚损明显，表现为"利不止，厥逆无脉"，所以麻黄、桂枝、葛根、生姜都不用，只用葱白来微微发汗解表而不伤津液。

假若津液、阳气虚损更加明显，即使有表，也不能解表，就要舍表救里了，因此白通加猪胆汁汤，实际应该是通脉四逆加猪胆汁汤。假若阴盛格阳，为了防止药物格拒，需要加入猪胆汁、人尿来潜阳敛降欲脱之浮阳。

第35讲：少阴风湿三方证

桂枝附子汤、桂枝附子去桂加白术汤、甘草附子汤，都属于少阴病方证，但后世更多称之为风寒湿痹方证。

174. 伤寒八九日，风湿相抟，身体疼烦，不能自转侧，不呕，不渴，脉浮虚而涩者，桂枝附子汤主之。若其人大便鞕，小便自利者，去桂加白术汤主之。

桂枝附子汤方

桂枝四两，去皮　附子三枚，炮，去皮，破　生姜三两，切　大枣十二枚，擘　甘草二两，炙

上五味，以水六升，煮取二升，去滓，分温三服。

去桂加白术汤方

附子三枚，炮，去皮，破　白术四两　生姜三两，切　甘草二两，炙　大枣十二枚，擘

上五味，以水六升，煮取二升，去滓，分温三服。初一服，其人身如痹，半日许复服之，三服都尽，其人如冒状，勿怪。此以附子、术，并走皮内，逐水气未得除，故使之耳，法当加桂四两。此本一方二法，以大便鞕，小便自利，去桂也；以大便不鞕，小便不利，当加桂，附子三枚恐多也，虚弱家及产妇，宜减服之。

伤寒八九日，说明时间不短了，之所以伤寒不解，是因为这不是一

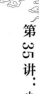

个单纯的伤寒。表证的时候是可以出现身体疼痛症状的，如太阳病提纲条文说的"太阳之为病，脉浮头项强痛而恶寒"。但这里的疼痛症状更突出，以疼为烦，疼痛的症状明显。也有医家认为"烦"是心烦，但需要注意，本方证一定是没有热象的，即使是心烦，也是疼痛导致的，而不是热性的心烦。

不能自转侧，就是不能转动身体，一动就疼，都突出了身体疼痛症状的明显。不呕、不渴，除外了半表半里证、除外了里热证（阳明病），说明这是病位在表的阴证。脉浮虚而涩，脉浮在表，脉虚涩说明这是血虚津虚，因此这是病位在表的阴证，以身体疼痛为主症，同时存在湿邪的特点，所以说风湿相搏，实际是少阴病夹湿，仲景用桂枝附子汤。

桂枝附子汤，从方药组成来看是桂枝汤去芍药再加附子，需要与桂枝加附子汤、桂枝去芍药加附子汤相鉴别。桂枝加附子汤和桂枝附子汤的方名非常容易混淆，前者是桂枝汤加附子，是少阴病的代表方之一。后者桂枝附子汤，是桂枝汤去芍药加附子，主治少阴病的寒湿在表，身体疼烦为主症。桂枝附子汤的方药组成与桂枝去芍药加附子汤一致，但剂量不一样，主治不同。

表 19　桂枝附子汤类方方证

桂枝附子汤	桂枝汤去芍药，加附子	桂枝四两，生姜三两，大枣十二枚，炙甘草二两	增大桂枝为四两	炮附子三枚	少阴病夹湿
桂枝加附子汤	桂枝汤加附子	桂枝三两，芍药三两，炙甘草三两，生姜三两，大枣十二枚		炮附子一枚	少阴病代表方
桂枝去芍药加附子汤	桂枝汤去芍药加附子	桂枝三两，炙甘草二两，生姜三两，大枣十二枚	桂枝汤去芍药	炮附子一枚	

（一）为何去芍药

芍药有治疗疼痛的功效，如桂枝新加汤、桂枝加芍药汤、小建中汤、当归芍药散、枳实芍药散等，都能治疗疼痛，都离不开芍药的作用。所以在《神农本草经》中认为芍药的作用是"芍药，味苦平。主邪气腹痛，除血痹，破坚积，寒热疝瘕，止痛，利小便，益气"。主邪气腹痛，是芍药的第一个主治症状。

62.发汗后，身疼痛，脉沉迟者，桂枝加芍药、生姜各一两，人参三两，新加汤主之。

279.本太阳病，医反下之，因而腹满时痛者，属太阴也，桂枝加芍药汤主之。大实痛者，桂枝加大黄汤主之。

100.伤寒，阳脉涩，阴脉弦，法当腹中急痛，先与小建中汤，不差者，小柴胡汤主之。

《金匮要略》产后腹痛，烦满不得卧。枳实芍药散主之。

《金匮要略》妇人腹中诸疾痛，当归芍药散主之。

桂枝附子汤也有身体疼痛，为何去芍药？是因为上述方证的疼痛，在于津虚不能濡养所致，不荣则痛，芍药滋养津液，所以能缓急止痛。而桂枝附子汤的身体疼痛，在于体表津液的重（寒湿在表），不通则痛，津液不虚，不需要芍药滋养津液，同时芍药的酸敛不利于寒湿邪气的祛除，因此去芍药。这就是风寒湿痹三方都没有芍药的原因。

请注意，本方从方药组成来看，与桂枝去芍药加附子汤一致，但二方证主治不同，不能混淆。

21.太阳病，下之后，脉促胸满者，桂枝去芍药汤主之。

22.若微寒者，桂枝去芍药加附子汤主之。

在桂枝去芍药汤方证，我们分析过为何去芍药。在于下之后，伤津液伤阳气，气上冲，表未解，用桂枝汤。胸满是阳虚、气上冲所致的气机郁滞，芍药酸敛酸收、滋阴养津液不利于阳气的气机疏利，因此仲景去掉芍药。脉微、恶寒，说明陷入于阴证，故再加附子。

桂枝附子汤是风湿在表，寒象更重，风寒湿搏结在表，治法需要温阳、微微汗出，让邪气随汗出从表而去。此时虽然属于阴证，但湿邪困表，同时芍药偏酸收酸寒，不利于解表和湿邪的祛除，所以去芍药。

（二）为何去桂

若其人大便硬，小便自利者，去桂加白术汤主之。

里证的典型标志性症状就是二便异常，这里出现了大便硬、小便自利，就是里证。本来是风湿相抟，属于表证的少阴病。出现了大便硬、小便自利，出现了里证，说明不仅寒湿在表，体内也津液代谢失常了。

大便硬、小便自利（就是小便利、频数量多），说明津液虚损，虽然少阴表证存在，也不能再发汗伤津，为了减弱解表发汗的力度，避免伤津液，所以去桂枝，保留了生姜，用生姜来解表。如《金匮要略》水气病脉证并治第十四中说："然诸病此者，渴而下利，小便数者，皆不可发汗。"渴而下利、小便数者，导致津液不足，即使有表证，也不可发汗，强调了存津液是真诠的原则。在白通汤方证也提到了表证重、津液足，用麻黄，津液虚不用麻黄用桂枝，再虚用生姜、葱白。这里去桂，保留生姜解表，都是一样的道理。

（三）为何加术

若其人大便硬，小便自利者，去桂加白术汤主之。

去桂加白术汤，是因为小便自利导致了大便硬，一者说明有里证，二者说明津液不足，所以去桂枝（避免伤津液），保留了生姜解表。加入了白术健胃生津液，津液得复，大便硬就能缓解。所以加入生白术四两，益气祛湿生津。

大便硬是津液不足的表现，茯苓是利水的。所以这里加白术健脾养津液，不加茯苓。生白术、炒白术的区别，可以想想生瓜子和炒瓜子的区别，生瓜子润，炒瓜子燥，吃炒瓜子、炒花生容易上火，生瓜子就不会。所以生白术是润的，有健脾生津润肠通便的作用，气虚便秘便干的时候，后世经验也是用生白术。阳虚便秘用肉苁蓉，温阳兼以润肠。血虚便秘用当归，养血兼以润肠。反之大便溏薄的时候，就用炒白术，利用其燥性来燥湿止泻。

（四）寒湿在表，离不开术、附子的配伍

方后注曰：附子、术，并走皮内，逐水气。

所以也有医家认为加术也是为了配合附子逐在表的寒湿、水气。在《伤寒论》中，白术、附子配伍的方证，还有真武汤、附子汤，也都是寒湿在表。同时仲景在《痉湿暍病脉证第二》："湿家身烦疼，可与麻黄加术汤发其汗为宜，慎不可以火攻之。"

说明湿邪在表，仲景加术，后世在湿邪在表的时候，也多用术，如九味羌活汤。按照用药经验，湿邪在表的时候，用苍术可能更合适，所以是麻黄加苍术。若陷入于阴证，加附子。关于本方附子的剂量，方后注也说了"附子三枚恐多也"，一般还是常规剂量就行。

（五）一方二法

方后注曰：此本一方二法，以大便硬，小便自利，去桂也；以大便不硬，小便不利，当加桂。

方后注不一定是仲景的话，但还是很有道理的。冯世纶教授还有一篇文章专门讨论了"一方二法"，意思是大便硬、小便自利，津液已经虚了，不能再伤津液，所以去桂枝。反之，大便不硬、小便不利，说饮停于内，则加桂枝以祛饮，如五苓散。

（六）甘草附子汤

175.风湿相抟，骨节疼烦，掣痛不得屈伸，近之则痛剧，汗出短

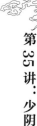

气，小便不利，恶风不欲去衣，或身微肿者，甘草附子汤主之。

甘草二两，炙 附子二枚，炮，去皮，破 白术二两 桂枝四两，去皮

上四味，以水六升，煮取三升，去滓，温服一升，日三服。初服得微汗则解，能食，汗止复烦者，将服五合，恐一升多者，宜服六七合为始。

甘草附子汤，也是风湿相抟，风湿在表，身体疼痛的症状也很明显，表现为掣痛不得屈伸，近之则痛剧。同时存在汗出，汗多则伤津液，出现了短气、小便不利，或身微肿，出现了津液代谢失常，结合前面的汗多、短气、小便不利，津液不足，陷入于阴证，需要加入白术、附子以温阳祛湿、逐水气。

本方看似是桂枝汤去芍药再去生姜大枣，其实完全可以看作是桂枝甘草汤加术、附。因为桂枝汤也是在桂枝甘草汤基础上加减而来的。

这时候就需要结合桂枝甘草汤条文来理解了。汗出导致了短气、小便不利，说明已经是汗出伤津伤阳，汗为心之液，损伤了心阳，所以本文应该有桂枝甘草汤相关症状，如心悸、欲得按等。

64. 发汗过多，其人叉手自冒心，心下悸，欲得按者，桂枝甘草汤主之。

发汗过多，损伤津液，阳气也虚，桂枝甘草汤辛甘化阳，阳气不再损伤，津液自然能够恢复。再加入术附配合逐水气。就是甘草附子汤。

甘草虽然不利于宣散水气，但轻度水饮的时候可以不去，比如苓桂术甘汤也用甘草，更多的是桂枝甘草汤的思路，用桂枝甘草辛甘化阳。但水饮重的时候，就要去甘草，就需要考虑到甘草不利于宣散水气了，比如真武汤、猪苓汤、五苓散、乃至于葶苈大枣泻肺汤、十枣汤等都不用甘草。

苓桂术甘汤去茯苓，加附子，就是甘草附子汤。所以也可以这么认为，苓桂术甘汤基础上，虽然有湿，但大便硬、小便利，有了津液不足，

所以去茯苓，避免利水更伤津液，同时阳虚明显加附子，就是甘草附子汤。甘草附子汤方后注曰：初服得微汗则解。就说明甘草附子汤能解表，就在于桂枝能解表的作用。

心下有痰饮，胸胁支满，目眩，苓桂术甘汤主之。

茯苓四两　桂枝　白术各三两　甘草二两

表 20　甘草附子汤与苓桂术甘汤

方剂	共同药味			不同	
甘草附子汤	桂枝	白术	甘草	附子	阳虚
苓桂术甘汤	桂枝	白术	甘草	茯苓	饮重

后世认为三方方证是风寒湿痹在表，其实在六经看来，就是少阴病夹湿。少阴病是病位在表的阴证，因此首先符合表证的诊断标准，还要符合阴证的诊断标准，同时有湿邪在表的特点，如四肢肌肉关节的疼痛、困重。

表 21　风寒湿痹三方证

方剂	解表		甘温补虚		温阳	祛湿
桂枝附子汤	桂枝	生姜	大枣	甘草	附子	
桂枝附子去桂加白术汤		生姜	大枣	甘草	附子	白术
甘草附子汤	桂枝			甘草	附子	白术

三方方证属于阴证，所以一定不能有热证的存在，如口不干、不渴、不欲饮水，舌淡苔润脉弱。三方方证的治法符合少阴病的温阳以及解表，通过汗法祛除在表的湿邪，临床治疗表证，始终高度关注津液的问题，因为是少阴病夹湿，只能微微汗出，避免伤津液。

三方都不用芍药，保留甘草，纯粹的辛甘化阳治法，说明三方以阳虚、湿重为主要矛盾，所以不用芍药。基础方是桂枝附子汤。若见到大便硬、小便自利，津液不足，则去桂枝，保留生姜解表、再加白术，就是桂枝附子去桂加白术汤。若汗出、短气、小便不利,津液与心阳都受损,则以桂枝甘草汤为底,辛甘化阳,加白术、附子,就是甘草附子汤。可以和苓桂术甘汤对应来看。

胡希恕先生的经验是直接用桂枝汤加术附,冯世纶教授临床常用桂枝汤加苓术附。需要注意,以桂枝附子汤为例,属于少阴病,所以脉浮虚而涩。假如脉浮紧而有力,则属于太阳病,需要用麻黄加术汤。陷入阴证,阳虚了,再加附子。

二便异常属于里证,多有痰湿水饮因素,白术、茯苓是重要的祛饮利湿的药物,若津液虚,加白术不用茯苓,因茯苓利饮更伤津液。对于白术,后世的一个用药经验,就是太阴病的大便干,可以重用生白术,反之,大便溏,可以用炒白术。如果是阳明病的大便干,需要用大黄了,阳明病的大便溏,用黄芩、黄连、黄柏。

表 22　阳明病、太阳病的大便异常方药鉴别

	阳明病	太阴病
大便干	大黄、承气汤	生白术、肉苁蓉、当归等
大便溏（下利）	黄芩、黄连、黄柏,白头翁汤	炒白术、理中汤、四逆汤等

第 36 讲：少阴病的几个注意事项

少阴病篇有大量的条文涉及死证，为了更好理解，我们先明确几个概念。

（一）死证多在太阴，而不是少阴

辨阴阳是通过辨寒热、虚实达到的。从虚实角度而言，阳证的本质是正气不虚，正邪交争剧烈，表现出来的症状重，但并不至于危及生命。比如张飞有麻黄汤证的高热或者承气汤证的腑实不通，病情重但不危，因为正气不虚，尚能支持一段时间，所以三阳证的治法都是以祛邪的汗、吐、下三法为主，并不扶正。反之，阴证的时候，正气已虚、阳气已弱，正虚无力抗邪，邪气将很快打败正气，生命危急，生命死亡之前都是阳虚、阳脱的状态，所以三阴证的治法都是扶正祛邪。因此从病性而言，死证多在阴证。

从病位而言，六经体系的病位是三个，分别是表证、里证、半表半里证。就像一个国家 A（邪气）侵略另外一个国家 B（人体）。战争初期都是发生在边境线，类似于正邪交争于表，就是表证。只有国家 A 攻破了国家 B 的都城，才算 B 国灭亡。而战斗发生在 B 国的都城，就是正邪交争于里，就是里证，因此表证的时候不危险，里证（战争发生在都城）才危险，才会灭国，因此表证不死人，死证都在里证。

因此，我们能够明确，死证多在阴证、里证，就是里阴证的太阴病。

而少阴病是表证，表证不死人，所以死证多在太阴病而非少阴病。

（二）为何死证条文多冠以少阴病，多放在少阴病篇

表证是正邪交争于表。表阳证的时候，正气不虚，正邪交争有力，表证能够持续一段时间。表阴证的时候，正气本虚，无力抵御邪气，邪气将很快因为"血弱气尽、腠理开、邪气因入"。所以表阳证（太阳病）的时候，表证可以持续一段时间，但表阴证（少阴病）的时候邪气很快入里，甚至直中入里传变为太阴病，很快发展成危重症。这就是为何老年人（阳虚、阴证），即使一个感冒也会导致死亡的原因。相反，平素阳气旺盛的人的外感，死亡风险就小得多。

老年人患外感疾病，凶险程度较年轻人患外感病为重。原因在于老年人阳气不足，外感病多表现为少阴病。西医的社区获得性肺炎有个CURB-65评分，年龄大于65岁者，就是一个死亡的危险因素，这是西医的观察总结。在中医看来，就是大于65岁者，阳气已虚，阴证更常见一些，所以死亡的风险就更高一些。

所以，死证都放在少阴病篇，开头冠以少阴病，本质在于少阴病在表的时间短，非常容易入里，传变为太阴病，多死证。因此死证多冠以少阴病，放在少阴病篇，都是仲景为了提示我们重视少阴病的治疗，少阴病治疗不当，一旦传入于里阴证的太阴病，病情就比较危重了。

（三）少阴病容易合病太阴病

282. 少阴病，欲吐不吐，心烦，但欲寐，五六日自利而渴者，属少阴也，虚故引水自救。若小便色白者，少阴病形悉具。小便白者，以下焦虚有寒，不能制水，故令色白也。

少阴病，欲吐不吐，心烦，看着类似于心烦、喜呕，其实不同于少阳病小柴胡汤的心烦喜呕。小柴胡汤是半表半里的阳证，也是有热的，而这里的欲吐不吐，不是真正的吐，而是有想呕吐的感觉，并无实邪，

所以吐不出来。也是表证的一个向外的气机上逆的表现，如第3条的"太阳病，或已发热，或未发热，必恶寒，体痛，呕逆，脉阴阳俱紧者，名为伤寒"。第12条的"太阳中风，阳浮而阴弱。阳浮者，热自发，阴弱者，汗自出。啬啬恶寒，淅淅恶风，翕翕发热，鼻鸣干呕者，桂枝汤主之"。都有呕的症状，也是气机向上向外的一种表现。

少阴病是阴证，提纲条文提到了"少阴之为病，脉微细，但欲寐也"。本条的但欲寐是少阴病的望诊表现，在五六日的时候，出现了自利，在白通汤方证已经讲过，自利是属于里证，本条的自利，应该是阴证太阴病的下利，不可能是阳明病的下利。

小便白，也是阴证的症状。如果有里热，小便就会黄赤热痛等，这里的小便白，说明无热证，属于寒证、阴证。所以仲景说：小便白者，以下焦虚有寒，不能制水，故令色白也。**在第56条，说"其小便清者，知不在里，仍在表也"。小便清，说明里面没有热，排除了里证的承气汤证，也是里证承气汤证和表证桂枝汤证的一个鉴别点。**

56. 伤寒不大便六七日，头痛有热者，与承气汤。其小便清者，知不在里，仍在表也，当须发汗。若头痛者，必衄。宜桂枝汤。

在辨阴阳五个要点中提过，渴是辨寒热、辨阴阳的一个要点。

277. 自利不渴者，属太阴，以其脏有寒故也，当温之，宜服四逆辈。

第277条的自利不渴，自利属于里证，不渴属于阴证，所以是里阴证的太阴病。

第282条是少阴病，同时有但欲寐、自利、小便色白，都是阴证的表现，所以这里的渴，不是阳证阳明病的渴，而是阴证太阴病的渴，是自利导致进一步损伤津液而出现的渴，属于津液不足的渴，但本身为阴证，所以口渴必然程度不重或渴喜热饮，远远达不到阳明病口渴的程度，如白虎加人参汤的大渴。所以仲景说虚故饮水自救，这里的虚，就是阳虚、津液虚。仲景说"自利而渴者，属少阴也"，实际上这里的自利而渴是少阴太阴合病，渴并非由于热，而是自利导致的津液虚。真正的自利而渴是阳明病。所以我们说：自利不渴者，属太阴；自利而渴者，属于阳明。

临床上发现，少阴病容易入里传变为太阴病，因为少阴病患者的阳气虚弱。比如林黛玉体质的人，外感的时候表证时间短，更容易入里，甚至直中入里，从而出现胃肠型感冒。邪气如水、洼者受之，哪里虚，邪气就往哪里去，伤寒多死下虚人，就是这个意思。林黛玉属于阴证，整个人体都是脏腑功能沉衰不足的，所以邪气很快入里，传变为太阴病。反过来，太阴病体质的人，外感的时候也更容易表现为少阴病，这就是为何少阴病篇也反复提到少阴病容易合病有太阴病的下利。

（四）反复强调少阴不可发汗

表证的治法是汗法，不当发汗容易过汗伤阳伤津液，从而由阳证陷入于阴证，即太阳病传变为少阴病。少阴病的本质是津液阳气不足，解表的时候更要注意微微发汗，处处顾护津液，仲景反复强调不可发汗，其实是不可发大汗，因为有表还是要解表的，但只能微微汗出解表，避免伤津液。

283. 病人脉阴阳俱紧，反汗出者，亡阳也，此属少阴，法当咽痛而复吐利。

284. 少阴病，咳而下利谵语者，被火气劫故也，小便必难，以强责少阴汗也。

285. 少阴病，脉细沉数，病为在里，不可发汗。

286. 少阴病，脉微，不可发汗，亡阳故也。阳已虚，尺脉弱涩者，复不可下之。

上面几条条文，都是错误地发汗，导致更伤津液。第283条的脉阴阳俱紧，应该是表阳证的太阳病，反汗出者，是反大汗出，就是发汗太过、损伤津液与阳气，陷入于阴证，成了少阴病。类似于桂枝加附子汤。

第20条"太阳病,发汗,遂漏不止,其人恶风,小便难,四肢微急,难以屈伸者,桂枝加附子汤主之"。

桂枝加附子汤也是由于过度发汗、遂漏不止,导致亡阳,由阳证陷入于阴证了。假若表证未解,就是少阴病,轻者用桂枝加附子汤,重则用白通汤,危重则舍表救里,用四逆汤或通脉四逆汤。

第283条的"法当咽痛而复吐利"。是过汗亡阳、亡津液,津液虚损不能濡润而出现了咽痛,结合第282条,也可以看出,汗吐下三法用之不当,更伤津液,津液不足的时候,也会出现类似于阳热的症状表现,如自利而渴、心烦、咽痛等。

284. 少阴病,咳而下利谵语者,被火气劫故也,小便必难,以强责少阴汗也。

少阴病,咳、下利、谵语的原因是"被火气劫故也"。说明是火热伤津所致,比如烧针这样的办法,烧针令其汗、火气虽微、内攻有力,热邪犯肺则咳,迫肠则下利,扰心则谵语。火气劫迫导致发了大汗、损伤了津液,类同于第283条的发大汗,"反汗出者,亡阳也",导致损伤津液损伤阳气,津液不足则小便无源,表现为小便难(尿少或无尿),津虚不能濡养则四肢微急难以屈伸,所以仲景说,原因在于火气劫、强责少阴汗,强发少阴的汗导致了上述症状。所以本条条文的意思也是强调少阴不能强发汗、发大汗。

285. 少阴病,脉细沉数,病为在里,不可发汗。

少阴病的本质是阳气、津液不足,脉应该是微细而无力的,少阴病的治法是汗法,这里却强调了不可发汗,说明已经不是少阴病了,入里传变了。所以说病位在里,不可发汗。

286. 少阴病,脉微,不可发汗,亡阳故也。阳已虚,尺脉弱涩者,复不可下之。

本条两个意思:①少阴病的本脉是脉微细,脉微提示阳气、津液不足,所以不可发汗(发大汗)。若脉微甚,阳气津液虚损明显,则舍表救里，用四逆汤。②脉微（又微又弱），阳气津液虚损明显，故曰亡阳。不能再发汗伤津液，避免传变成脱证。阳已虚，尺脉弱涩者，都是虚脉，也不能下之再伤津液。这里仲景说"复不可下之"，可能会伴有一些下证的表现，如大便难。

少阴病篇的一些条文理解起来比较难，但是从八纲六经角度来看，也容易理解，我们需要记住，临床上，死证都是里证、阴证，也就是太阴病。为何死证多在少阴病篇，多冠以少阴病呢？要理解张仲景的良苦用心。临床上太阴病体质的人外感更容易表现为少阴病，少阴病的时候更容易入里传变为太阴病，所以临床上少阴太阴合病也是非常常见的。少阴病本身阳气、津液就虚，所以少阴病的汗法更强调微微汗出，所以很多条文都是汗之不当而引起的误治或坏证。

第37讲：少阴病的死证和可治证

（一）少阴病死证

295. 少阴病，恶寒，身蜷而利，手足逆冷者，不治。

294. 少阴病，但厥无汗，而强发之，必动其血，未知从何道出，或从口鼻，或从目出者，是名下厥上竭，为难治。

少阴病，出现了恶寒、身体蜷缩、下利、手足逆冷，其实就是四逆汤重症，虽然有少阴病（表阴证），也不能解表了。只能用通脉四逆汤来治疗，或可挽救一二。因为病情重，所以治疗效果差。大家一定记得，相对而言，阳证容易治疗、表证容易治疗。阴证难治、里证难治。因此危重症常见于里阴证的太阴病，如四逆汤证。内经曰："治五脏者，半死半生也。"一旦到了 ICU 患者危重症的程度，即使张仲景辨证准确，治疗效果也不好。提示我们，少阴病的阶段要积极治疗，避免少阴病入里传变为太阴病。

第 294 条的厥、无汗，厥就是四逆，已经是阳虚，即使有表证的无汗，因为阳虚津液虚，也不能强迫发汗，强发之，导致了出血（伤津液），所以是下厥（四逆）上竭（出血），为难治。

296. 少阴病，吐利躁烦，四逆者死。

本条吐、利、躁烦，类似于第 315 条的"利不止、干呕、烦者"，是阴盛格阳、真寒假热证，需要通脉四逆加猪胆汁汤主之。四逆是四肢逆冷，反映了阳气衰弱、不能灌注四末，也就是西医学的休克表现，又出现了躁烦，是格拒证。病情危重，治疗效果也不好，所以说四逆者死。

315. 少阴病，下利脉微者，与白通汤。利不止，厥逆无脉，干呕烦者，白通加猪胆汁汤主之。服汤脉暴出者死，微续者生。白通加猪胆汁汤。

297. 少阴病，下利止而头眩，时时自冒者死。

少阴病，下利。少阴病本身津液不足，下利更伤津液。为何利止？类似于第 385 条四逆加人参汤的"恶寒，脉微而复利，利止亡血也，四逆加人参汤主之"。这里的利止说明亡血，津血同源，津液损伤明显，无津液可下，所以下利止。同时气机上冲而表现为头眩、自冒，也是阴证基础上伴有水饮上逆的表现。阴证多伴有水饮，水饮多见于阴证。因为下利止，是津液虚损明显，下无可下而自止，所以病情危重，故曰死。

298. 少阴病，四逆，恶寒而身蜷，脉不至，不烦而躁者死。

少阴病，四逆、恶寒、身蜷、脉不至，都是阳虚表现，属于四逆汤重症，此时虽然不烦，但躁，如第 296 条是"躁烦"，都是阴盛格阳、阳气欲脱的表现，治疗难度极大，故曰死，当用通脉四逆加猪胆汁汤或可挽救于万一。

299. 少阴病，六七日，息高者死。

少阴病为阴证，阳气不足，正常应该是精神状态差，如但欲寐、声低息短，假若息高，是假实证，是症状与证不符合的表现，说明出现了格拒证、脱证的表现，古人说烛烬焰高，意思是灯油马上枯萎的时候，反而更亮一些，类似于回光返照，所以说息高者死。

300. 少阴病，脉微细沉，但欲卧，汗出不烦，自欲吐，至五六日自利，复烦躁，不得卧寐者死。

少阴病，脉微细沉，但欲卧，都符合阴证的诊断标准，出现了汗出，汗出和下利都能够导致津液阳气更虚，此时不烦，尚无格拒表现。但"自欲吐，至五六日自利"，就是上吐下利，进一步损伤津液阳气，出现了"烦躁、不得卧寐"，是真寒假热、阴盛格阳的表现，病情危重，故曰死。

少阴病本身就是阴证，津液不足，再加上汗、吐、利等，更损伤津液阳气，从而雪上加霜，陷入于危重症，表现为恶寒、身体蜷卧、下利、脉微、四逆等。从上述条文来看，阳虚重症的时候，四逆是典型标志，出现了四逆，往往标志着阳气津液虚损明显、病情危重，多死不治。真正到了四逆的程度，用四逆汤或通脉四逆汤治疗，也半死半生。所以不要见到四逆，才用四逆汤，只要辨证符合阴证，符合四逆汤的病机，可以提前用四逆汤。重证用大剂量，轻证用小剂量的四逆汤。

临床上阴证重证的时候是不应该出现烦躁、息高、发热、面红等实证、热证表现，假若出现类似症状，说明有了格拒，阴盛格阳、阳气欲脱，都是病情危重的表现，古代除了给通脉四逆汤或通脉四逆加猪胆汁汤以外，没有别的治疗手段，所以多死证。在当今，上述危重症的病人大多在 ICU 才能见到，有了西医学的各种脏器和生命支持手段，也不见得是死证，我们不排斥相应的西医治疗，可以中西医结合或配合治疗。

（二）少阴病可治的相关条文

287. 少阴病，脉紧，至七八日，自下利，脉暴微，手足反温，脉紧反去者，为欲解也。虽烦下利，必自愈。

少阴病，脉紧，紧是有力的脉，常见于阳证，如太阳病的麻黄汤证。到了七八日，出现了下利、脉暴微，合并了里证。此时手足反温，就是

第37讲·少阴病的死证和可治证

211

手足无四逆，假若下利、脉微、手足不温（四逆），就是四逆汤证了。这里手足反温，说明不是四逆汤证，只是人体的一种反应，通过下利达到祛除邪气的目的。就像我们很多时候，肚子不舒服时，拉一拉，症状就能缓解，拉一拉就是排邪的方法。本条通过下利达到祛邪，脉紧得到缓解，虽然烦、下利、脉暴微，也是正气祛除邪气的途径，所以说"为欲解也""必自愈"。类似条文有第278条的"虽暴烦下利日十余行，必自止，以脾家实，腐秽当去故也"。也是脾家实，通过下利排除腐秽的表现。

278.伤寒脉浮而缓，手足自温者，系在太阴。太阴当发身黄，若小便自利者，不能发黄。至七八日，虽暴烦下利日十余行，必自止，以脾家实，腐秽当去故也。

288.少阴病，下利，若利自止，恶寒而蜷卧，手足温者，可治。

少阴病，下利，如果经过妥善的治疗，正气恢复，则下利自止。下利自止有两种可能，一个是正气恢复了，能够约束顾护津液而不下利。第二个就是类似于四逆加人参汤的"利止亡血也"。第385条：恶寒，脉微而复利，利止亡血也，四逆加人参汤主之。

怎么判断呢？看手足是凉的还是温的，就像第287条一样，如果是利止亡血的四逆汤或四逆加人参汤证，手足是四逆的，而本条虽然有恶寒、蜷卧，但手足温（无四逆），说明这里的利自止，不是"利止亡血"，而是正气有所恢复，所以说"可治"。

292.少阴病，吐利，手足不逆冷，反发热者，不死。脉不至者，灸少阴七壮。

本条同287条，少阴病，出现了吐利，但手足不逆冷（手足反温）、发热，说明阳气有所恢复，所以不死，类似于可治。假若脉不至，灸少阴七壮，提示可以用灸法。艾叶也可以入药，如《金匮要略》有胶艾汤。

灸法是用艾叶制成的艾绒来灸，艾叶本身是温热性的，燃烧后借助于火，起到温阳散寒的作用，适用于虚寒证。所以阴证的时候可以用灸法，但需要注意，三阳证的时候是不能用灸法的。

至于这里的灸少阴的具体穴位，有所争论，不是我们学习的重点，重点是学习仲景的辨治体系和临床思维。一般而言，有吐利的消化道症状，可以灸足三里、关元、百会。

325. 少阴病，下利，脉微涩，呕而汗出，必数更衣，反少者，当温其上，灸之。

和第300条一样，下利、脉微涩、呕、汗出、数更衣（大便利），都是津液损伤、阳气不足的表现，反少者，类似于四逆加人参汤的利止亡血也。艾灸是温阳的治疗方法，如温灸百会穴、关元、足三里，有辅助的治疗作用。

300. 少阴病，脉微细沉，但欲卧，汗出不烦，自欲吐，至五六日自利，复烦躁，不得卧寐者死。

289. 少阴病，恶寒而蜷，时自烦，欲去衣被者，可治。

恶寒、蜷卧也是少阴病常见的症状表现。本条是少阴病，属阴证，有恶寒症状，应该是欲得衣者。本条的"欲去衣被者"，是阳证、热证的反应。如第11条"身大寒反不欲近衣者，寒在皮肤，热在骨髓也"。所以本条在少阴病基础上，出现了自烦、欲去衣被者，说明有阳气回复的表现，有热证、有阳证，所以可治。

11. 病人身大热，反欲得衣者，热在皮肤，寒在骨髓也。身大寒反不欲近衣者，寒在皮肤，热在骨髓也。

290. 少阴中风，脉阳微阴浮者，为欲愈。

《伤寒论》中有中风、伤寒的说法。因为《伤寒论》中有太阳中风、少阳中风、阳明中风、少阴中风、厥阴中风、太阴中风的说法，所以有医家提出六经皆有表证。用八纲来解六经的话，这个六经皆有表证的观点是不对的。六经只是三个病位、两个病性构成的六个证。本条的少阴中风，没有提及相关症状，但脉象表现为脉阳微阴浮，从脉象来看，有从表解的趋势，所以说欲愈也。

293. 少阴病，八九日，一身手足尽热者，以热在膀胱，必便血也。

前面几条都是手足温，这里是手足尽热。手足是人体的末梢，从西医来讲，血液循环最差，从中医角度来看，由于手足远离心胸部位，也被形容为天高皇帝远，所以获得的阳气、津液最少，因此阳虚的时候，首先表现为手足凉。反之，阳热证的时候，如果手足都是热的，甚至手足都有汗出，如大承气汤证的"手足漐然汗出"，说明里热的程度已经很重，才能连末梢的手足都热。所以这里以"一身手足尽热者"反映了人体体内热盛，属于阳明病，出现了便血，解释为"热在膀胱"。因此，本条虽冠名少阴病，但已经不是少阴病，而是归属于阳明病了。

我们要明白少阴病篇的条文背后所反映出的仲景的临床思维，尤其是死证条文、可治的相关条文，其实反映的都是阴阳。少阴病为表证，因为是阴证，所以更容易入里传入太阴病，少阴病要比太阳病更加重视津液，避免汗、吐、下伤津液阳气。阴证的时候，见到四逆，说明津液阳气虚损明显，病情危重，故多死证。或者阴证基础上见到格拒的表现，如烦躁、不得卧等，属于阴盛格阳、阳气欲脱，也多见死证。反之，见到如手足温、手足不逆冷、欲去衣被，属于阳气回复的表现，属于可治范畴。

第38讲：少阴病总结

目前院校教材上，关于少阴病的论述并不十分清晰。很多人认为少阴病是心肾阳虚兼有表证，还提出了少阴寒化、热化等说法，上述说法都影响了真正理解少阴病。

漫言变化千般状、不外阴阳表里间，通过六经八纲辨证体系，我们很容易清晰地把握少阴病的实质，少阴病就是病位在表的阴证。同时符合表证和阴证诊断标准的，就是少阴病。更多的时候，遇到一个表证的患者，机体功能沉衰的，阳气不足的，排除太阳病，即是少阴病。

少阴病的提纲是第281条："少阴之为病，脉微细，但欲寐也。"脉微细，体现了机体功能沉衰不足，气血阴阳不足，属于阴证的范畴，同时我们结合少阴病的代表方麻黄附子甘草汤、桂枝加附子汤属于汗法，治疗表证，因此少阴病是病位在表的阴证。

扶阳学派善用姜桂附，很有特色，也有很多人学习过。方从法出、法随证立，辨证远远比治法、方药更重要。姜桂附属于温性药物，其治法为温阳，针对的是寒证、阳虚证，也就是阴证。阴证才有用姜桂附的可能，阳证的时候是不能用的。因为桂枝（姜桂附）下咽、阳盛则毙。

因此，我们学习扶阳学派，不在于学习附子、干姜、桂枝的具体用药经验，而是学习扶阳学派的辨证，如何辨别阴阳（阳气的虚实）。只有掌握了如何辨别阴阳，我们才知道干姜、附子、桂枝该如何使用。所以我们认为，郑钦安最大的贡献不是告诉我们如何去用姜附桂，而是告诉我们如何辨别阴阳。郑钦安说："医学一途，不难于用药，而难于识证，亦不难于识证，而难于识阴阳。"就是这个意思。在其著作《医理真传》卷一"辨认一切阳虚证法"中，他提出阳虚是脉细微无力，这是关键。

阴证（阳虚证）是什么？其实就是机体功能沉衰不足的反映，表现为虚证、寒证，治疗的方法是需要让机体功能亢奋并运作起来，用什么？用温阳的附子、干姜、桂枝、吴茱萸等。所以扶阳学派擅长应用姜桂附。

（一）仲景温阳解表多用附子

附子是临床中使用频率较高的一味药，张景岳将附子与人参、熟地黄、大黄并称为"四维"，可见附子在临床中的重要性。一般认为，附子味辛甘，性热，有毒，有回阳救逆、助阳补火、散寒止痛等功效，是温阳药的代表。

在《伤寒论》中，仲景常用的温阳药物有附子、干姜、桂枝、吴茱萸。前三味药常被称为姜桂附。其中干姜温阳，多用于半表半里证、里证，不用于表证。仲景用于解表的温阳药是附子。《伤寒论》中，附子用于里证的代表方是四逆汤，附子用于表证的方剂有麻黄附子甘草汤、麻黄细辛附子汤、桂枝加附子汤等。体现了麻黄、桂枝和附子的配伍。

附子不仅可以用于里证，亦可以用于表证。因附子辛温，能通达上下，可升可降，可表可里。正如王好古曰："其性走而不守，非若干姜止而不行。"究其原因，在于附子走而不守，能通行十二经，无所不至。从《伤寒论》中附子的应用可见，附子既可以配伍里药以温壮里阳，亦可配伍表药以温助表阳。因此，从附子角度来说，解表的时候需要加入附子就是少阴病。

少阴病是表阴证，决定了治法是唯一的，即解表＋温阳。其中解表依然离不开麻黄、桂枝、葛根、生姜、葱白，以麻黄、桂枝为核心代表药物；表证的时候，温阳只用附子，因此少阴病的常见方证是：麻黄附子甘草汤、桂枝加附子汤、白通汤等。

（二）少阴病是表证，不是太阳太阴合病

少阴病的本质是表阴证，虽然为阴证，有虚寒不足的表现，但本身不伴有里证的症状。一旦出现了里证的症状表现如便溏、下利、腹痛、月经量少等症状，则属于少阴太阴合病。如第 314 条白通汤条文的"少阴病，下利，白通汤主之"。出现了里证的下利，归属于太阴病，因此白通汤已经不是单纯的表阴证，而是表里合病的少阴太阴合病。

另外，强调一下，少阴病不等同于太阳太阴合病。太阳太阴合病，同样有表证、阴证，但绝对不等同于少阴病。太阳太阴合病，表证是太阳病，表是实的，单纯用麻黄、桂枝就行，不加附子；而少阴病的表是虚的，需要加附子。同时太阳太阴合病有里证，但少阴病是没有里证的症状。因此太阳太阴合病不能等同于少阴病。太阳太阴合病以小青龙汤代表。而少阴病以麻黄附子甘草汤、桂枝加附子为代表方证。若小青龙汤证需要加附子的时候，可以认为属于少阴太阴合病了。

（三）以虚实来辨太阳少阴更为合适

有一分恶寒便有一分表证，当然也不是绝对的。比如以林黛玉为代表的阴证患者，因为阳虚不能温煦，没有表证的时候，本身也是可以恶寒的，但不是表证。反过来，轻症的表证，如鼻炎、荨麻疹、关节炎的患者，可以没有发热、恶寒、身疼痛等典型症状表现，只是以鼻部症状或身痒、关节症状为主。

表证的恶寒，为感受外邪所致。正邪交争于表，欲汗而不得汗出，导致了发热恶寒的症状。发热恶寒者，发于阳也；无热恶寒者，发于阴也。只有正气不虚，正邪交争剧烈，才会发热恶寒并见而明显，表现为高热；正气虚，不能与邪交争，则表现为无热恶寒，临床为低热的体温，而患者多自觉恶寒、不发热。

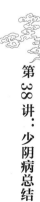

第 38 讲·少阴病总结

太阳病也不一定都发热，如第3条："太阳病，或已发热，或未发热。"少阴病并非不发热，可以有发热，只是正气不足，无力与邪气相争，所以更多地表现为无热或低热。因此临床上判断阳证、阴证，判断太阳病、少阴病，并不是以是否发热为判断标准，而是以正气是否充足为标准，以脉是浮紧有力，还是微细不足为判断标准。

阴证多虚多寒，阳证多实多热，因此辨阴阳落实在辨寒热、辨虚实上面，正气的虚实决定了正邪交争有力还是无力，决定了外在表现为发热还是不发热，如张飞体质，平素正气足而恶热，外感的时候表现为太阳病，发热恶寒；林黛玉体质，平素正气虚而恶寒，外感的时候表现为少阴病，无热恶寒。

辨虚实，是辨正气的虚实，正气的虚实决定了外在的寒热症状表现，寒证、热证是正邪交争的反应，虚实才是证候的关键。扶正祛邪是治则，体现了中医治疗始终关注的是人体正气，若正气足则祛邪，若正气虚则扶正祛邪。

有表就要先解表，太阳病为阳证，正气不虚，治疗的时候辛温发汗解表即可。少阴病为阴证，正气不足，脉微细，需要在解表的同时，扶正祛邪，温阳解表，需要加用附子。在《伤寒论》中，符合这个温阳解表治疗原则的代表方就是麻黄附子甘草汤、桂枝加附子汤，分别与太阳病的麻黄汤、桂枝汤相对应。

从八纲角度来解读六经，少阴病的本质是病位在表的阴证，凡是符合扶正解表的方剂，都属于少阴病范畴。少阴病的代表方是麻黄附子甘草汤、桂枝加附子汤，但少阴病并不是只有这两个方剂。如白通汤、桂枝加黄芪汤、桂枝加芍药生姜各一两人参三两新加汤，包括后世益气解表的参苏饮、温阳解表的再造散、滋阴解表的加减葳蕤汤、养血解表的葱白七味饮等，都属于少阴病的范畴，符合少阴病的扶正解表祛邪治法。临床上少阴病并不少见，只是很多时候我们没有辨认出来而已，正如这个世界并非缺少美，而是缺少发现美的眼睛。

（四）少阴病表证解除后的善后治疗

少阴病是表阴证。阴证是正气不足，表现为"脉微细，但欲寐"。仲景用麻黄附子甘草汤或桂枝加附子汤单刀直入，先温阳解表，把表证解决了，但脉微细的状态不可能得到明显改善，依然存在正气不足的情况。圣人不治已病治未病，少阴病的表证治愈了，但脉还微细，肯定较常人更容易再次外感，所以需要善后治疗一段时间。

太阳病多见于阳证体质的外感，表证解决后，本身正气并不虚，很快便能恢复健康状态。而少阴病，多见于阴证体质的外感，本身正气虚，通过温阳解表治疗解决了表证后，需要继续通过温阳、益气等治法，让脉不再微细，使之真正的恢复到阴阳平和的健康状态，临床常用方可以考虑小剂量的四逆汤＋四君子汤＋四物汤等，如四逆汤合当归芍药散。

（五）脉微细是气血阴阳俱不足，为什么用附子就行？

津液、血液是物质，阳、气是人体的功能表现。脉微细，脉细反映了血虚、津液虚，脉微是无力的脉象，反映了阳虚、气虚。阳气足（阳证）代表机体功能正常或亢奋，阳气虚（阴证）代表的是机体功能沉衰不足，需要用温阳药物来振奋。

急性大出血的时候，血虚不足，是要养血生血？还是要温阳顾护阳气？哪个更为急迫？有形之血不能速生，有形之津液同样不能速生，此时，无形之阳气更为重要。治疗的重点需要防止阳气的外脱，从而有"有形之血不能速生，无形之气所当急固"的说法。可见，在气血津液俱不足（阴阳俱虚）的时候，保存阳气更为关键，因为阳气是功能。

夏季体温高，身体汗出之后，身体就会凉爽，如果汗出较多，被空调冷风一吹，反而觉得冷，西医学认为是汗出蒸发带走了热量，从而降低了体温，所以发汗能够退热，其实在中医来看，通过发汗达到解表、祛邪的目的，邪气去了，体温自然正常了。汗出过多就会损伤津液和津液中的阳气，阳气不足，所以觉得恶寒了。

因为阳气是机体功能的代表，所以相比之下，更重视阳气。我们经常说存津液是真诠，其实更关注津液里面蕴藏的阳气，因此阳气、津液互相指代，《伤寒论》中"此无阳也，不可发汗"，无阳，就是无津液的意思。

留得一分阳气，便有一分生机。后世温病学派说"留得一分津液，便有一分生机"。阳气藏在津液里面，津液不丢失了，阳气也就不再丢失，因此这两个说法是可以统一的，并不矛盾。人活一口气，没有了阳气的"津液"，已经不是津液了，对人体毫无益处。人没有了阳气，就是一具冷冰冰的尸体，所以脱证的时候，首先是顾护阳气。

阳气不虚，则经口的食物和水分，通过阳气的运化，最终成为津液和血液。若阳虚，饮食不仅不能化生为津液，反而容易停聚成为水饮。这就是很多阳气虚的人，不爱喝水，喝下去的水感觉堵在胃里面，就是因为阳气虚不能运化。如在白虎汤证的基础上，出现了津液不足，表现出口大渴的症状，仲景用白虎加人参汤治疗，用人参健胃益气生津，气恢复了，津液自然能够生成，反之气不足，不能运化，养津液的药物也不能发挥应有的作用。并非像后世温病学派那样，加入生地黄、麦冬、玉竹、天花粉等药物，这也体现了重阳、重气的思想。在四逆加人参汤（第385条：恶寒，脉微而复利，利止亡血也，四逆加人参汤主之）下无可下的时候，也有津液虚，但病情急迫，也是加人参，而不是生地、麦冬等养阴的药物。

但是症状不急迫的时候，后续治疗，可以加入养津液养血的治法，也有阴中求阳的思路。体现了阴阳互根、互生的理论，如明代医家张景岳说：善补阳者，必于阴中求阳，则阳得阴助，而生化无穷。这也是为何在少阴病善后的时候，我们常常用小剂量四逆汤的同时，再合入当归芍药散或八珍汤的缘故。

第39讲：表证（太阳病、少阴病）总结

截止至今天，表证（太阳病、少阴病）我们完整地讲完了，我们打破了条文顺序，没有从第一条讲起，而是按照胡希恕经方医学的观点，把太阳病、少阴病的相关条文从各经中提取出来，从六经八纲的角度，也就是三个病位、两个病性的角度，来讲解六经和《伤寒论》的条文、方证。只有这样，才能真正体会到仲景的临床思维。

（一）临床上要重视表证的治疗

临床中，大家面临最多的还是发热、感染类疾病，自古以来就是人类所面临的最大的健康问题。无论是伤寒学派还是温病学派，无论是《伤寒论》还是《温病条辨》，都高度重视表证的治疗。大家可以看《伤寒论》，关于表证的论述是最多的，太阳病篇所占的篇幅也是最大的，死证也多放在了少阴病篇，所以希望大家高度重视表证的治疗。因为表证经过妥善治疗，轻病则能治愈，不至于入里传变而成为重病大病。对于重病，则能减轻病情或缩短治疗病程。在外感阶段治好了，就是个普通外感，治不好就成了疑难杂症。

内经曰：善治者治皮毛……治五脏者半死半生。提示大家要高度关注表证，表证不解决，一旦入里，疾病就变得复杂而严重，治疗难度更大，尤其是阴证。之前在病房值班的时候，见到一个三十岁左右的男性患者，重度的支气管哮喘，需要口服激素来控制症状，询问后发现，是

第39讲：表证（太阳病、少阴病）总结

221

因为十年前的一个感冒没有痊愈，后来出现了支气管哮喘，临床上见过太多这样的例子，一个感冒没有治好，成了鼻窦炎、慢性鼻炎、慢性咳嗽、哮喘、类风湿性关节炎、心肌炎、慢性肾炎等等。很多疾病并非是先天而得，都是外感未能妥善治疗所致。

发热是人体的一种自我保护应激反应，外因如细菌、病毒、非典型病原体等侵袭机体之后，人体是要发生免疫反应的，中医抽象地认为邪气侵袭人体之后，这是正邪相争的一种状态反应，此时的发热是正气能够与邪气相争的表现。

表证的治疗，重点不在于发热，而是祛邪。发热只是一个症状，表证解除了，表证的发热自然就没有了。但大部分情况下，不管是医生还是患者，都过分关注发热这个症状了，以至于见到表证的发热，就想方设法地去退热，用寒凉的药物，或者物理降温、戴冰帽等，去遏制、抑制发热，不辨证的降温，都是不对的，不利于表证的解除，甚至冰伏邪气、引邪入里、迁延不愈。

热证需要清热，单纯表证是不能清热的。表证的发热，不发汗、不解表如何真正退热？人体要出汗，身体的体温增高，其实也可以看作是认为要出汗的一种准备状态，体温不增高，怎么能出汗？不仅要用辛温的药物麻黄、桂枝来发汗解表，还要啜热稀粥、温覆、连服等方法，让人体处于温暖的环境下，以更好地汗出退热，这就是"体若燔炭，汗出而散"。表证的发热，其实是个好事情，也说明正气能与邪气相争，到了阴证的时候，体温反而不高，但病情却更重了。

半表半里的热要和解清热，里证阳明病的热才能清热，伴有腑实，则需要通腑泄热。表证的发热，无论是太阳病还是少阴病，发热是正邪交争于表的一个症状表现，不是热证，所以不能够清热，不能用寒凉药物，反而要用辛温的麻黄、桂枝，甚至再加附子，达到汗出解表退热的目的。温病学派也认识到这个问题，在卫气营血辨证体系下，叶天士说"到气才可清气"，强调了不到气分的时候不能单纯清气分的热，也是说明在卫分的时候，属于表证，还是要解表的，不能单纯清热。

中医疾病的病因，可分为内因、外因、不内外因，外因主要是外感六淫邪气，由表入半表半里、入里，是一个逐渐深入的过程，就像扁鹊见桓公所说的"君有疾在腠理，不治将恐深"，道理是一样的。要高度重视表证的治疗，有表必须要先解表，表里合病的时候，可以先表后里或者表里双解，只有在阴证合病急迫的情况下才先救里。在六经辨证体系下，表证就是太阳病和少阴病，也就是所谓的表阳证和表阴证。

中医在治疗的时候，还要高度关注人体的功能，毕竟中医更注重治"病的人"，而不是治"人的病"，要祛邪而不伤正。如果机体相对虚弱，而陷入阴证的时候，必须要加上强壮温阳之药，以扶正祛邪。仲景最常见的是加入附子，来振奋人体的阳气；如果有气虚、血虚、津亏，则要根据相应的治法而选择用药。

典型的表证，就像《伤寒论》太阳病篇所说的"发热、恶寒、身疼痛、不汗出、脉浮紧"，其实并不常见，遇到这样的一个典型病例的话，我想大部分人都能辨别出来，关键是临床当中一个不太典型的太阳病，能不能辨别出来？这是考验我们水平的时候，典型麻黄汤证并不常见，但不能否认太阳病不常见，不能否认麻黄汤证不常见。有中医大夫说，自己一辈子没有开过麻黄汤，因为没有遇到一个他认为完全符合"发热、恶寒、身疼痛、不汗出、脉浮紧"的典型症状患者。

我们从八纲角度来看太阳病，正邪交争于表，正气又不虚的，就是太阳病，表证重的就用麻黄或麻黄汤，表证轻的就用桂枝或桂枝汤。临床中到处都存在麻黄汤证，如慢性鼻炎的患者，鼻塞反复发作，在正气不虚的情况下，就是一个表阳证的太阳病，我们就可以用麻黄汤加减去治疗。如果脉象虚弱的，那就需要加附子之类的去温阳解表，所以在呼吸科，麻黄汤、桂枝汤使用范围还是很广泛的。临床上太阳病到处存在，少阴病也很常见，只是看你能否发现。不典型的表证，比如鼻部症状，如鼻塞、喷嚏、流清涕等，都有表证存在的可能；再如皮肤病，身痒，

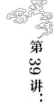

第39讲··表证（太阳病、少阴病）总结

大多存在有表证。现在用汗法治疗皮肤病，疏风止痒，反过来也说明了皮肤病是有表证的因素存在。

表证的诊断标准，需要大家牢牢掌握，我们需要依据诊断标准来确定或排除表证，进而确定治法和方证。依据表证诊断标准，见到急性的、外感的、发热的、呼吸系统疾病、四肢体表肌肉关节的疼重痒肿的时候，需要高度考虑有无表证，一个好汉三个帮，支持表证的症状越多，则诊断越准确，千万不要但见一证便是不必悉具。

（二）阳证的情况下，治疗力度适当大一点，阴证的情况下，治疗力度适当小一点

有表则解表，无表则不解表。见到一个发热、恶寒、身疼痛、不汗出、脉浮紧的患者，估计大多数人都能开出麻黄汤，见到一个发热、恶风、汗出、脉浮缓的患者，大家也能开出桂枝汤，但见到一个患者有表证但不典型的时候，到底是麻黄汤证还是桂枝汤证呢？很多人就会觉得难以取舍，这时候坚持整体辨证，依据麻黄、桂枝的鉴别要点，看表证的轻重、津液的虚实，来整体判定用麻黄类方还是桂枝类方。

阳证的时候，因为正气不虚，治疗以祛邪为主，汗吐下三法。在保证安全的前提下，剂量可以适当增大一些。而在阴证的时候，正气虚，假若病情不急迫，剂量可以适当小一些，缓缓图之。但病情急迫的时候，该重剂还是重剂，只是在病情相对平稳的时候，用轻剂。因为阴证的时候，阳气虚、津液虚，少阴病发汗更要微微发汗，避免伤津液。温阳也要小剂量的温，如春天的阳光温暖而不炽热燥烈，缓慢升发阳气，小火慢养。

《经方实验录》曹颖甫医案：范左，伤寒，六七日，形寒发热，无汗，而喘，头项腰脊强痛，两脉浮紧，为不传也，麻黄汤主之。

麻黄一钱　桂枝一钱　炙草八分　杏仁三钱

按：吾师早年之方也，规其药量之轻，可以证矣。师近日所疏麻桂

之量，常在三五钱之间，因是一剂即可愈疾。师常诏余侪曰：予之用大量，实由渐逐加而来，非敢以人命为儿戏也。夫轻剂愈疾也缓，重量愈病也迅。医者以愈病为职者也，然则予之用重量，又岂得已也哉？

这个医案，症状比较典型，具备了发热、恶寒、无汗、喘、身体疼痛、脉浮紧，典型的表阳证，因为无汗出、脉浮紧，所以表重、津液不虚，用麻黄汤来解表发汗。曹颖甫先生开的麻黄汤剂量小，但按语中提到，这是曹颖甫先生早年的医案，到了晚年的时候，曹颖甫先生开出的麻黄汤，麻黄三五钱（9-15g）之间，一剂即可愈疾。麻黄15g的剂量已经不小了，为何有这个转变呢？

道理很简单。对于一个太阳病高热患者，你是想一剂药下去就汗出热退呢？还是服个三五天才能达到汗出热退呢？其实就符合前面提出来的观点，阳证的时候，阳气、津液不虚，在保证安全的前提下，剂量可以适当大一些。

正如吴又可在《瘟疫论》中所说："大凡客邪贵乎早逐，乘人气血未能乱，肌肉未消，津液未耗，病人不至危殆，投剂不至掣肘，愈后亦易平复，欲为万全之策者，不过知邪之所在，早拔去病根为要耳"。

阳证的时候剂量适当大，阴证的时候剂量适当小，其根本目的还是体现了存津液是真诠的观点。津液足、阳气足，则重在祛邪，津液虚、阳气虚，为阴证，则存津液，避免过大力度的汗吐下而伤津液、伤阳气，要祛邪而不伤正，温阳的同时微微发汗解表。

表证的服药方法，遵照桂枝汤方后注说的，不汗更服，依前法，直到汗出为止。汗出表解则止后服。

（三）外感病多存在内伤基础，重视表里合病

临床疾病有一种分类方法，是将疾病分为外感病和内伤病。临床中的大部分疾病具备从表入里的发病过程，初起正邪交争于表的时候，就是外感，就是表证。

第39讲：表证（太阳病、少阴病）总结

外感病的发病类型大致有三种情况：①初起属于单纯表证。若素体阳气足，多表现为太阳病（麻黄汤、桂枝汤等）；素体阳气虚，多表现为少阴病（麻黄附子甘草汤、桂枝加附子汤等）。②外感同时伴有内伤，则表现为表里合病。往往是先有内伤，内伤基础上再有外感，形成了表里合病。如临床有这样的经历，有了上火咽痛等里热证的时候，很容易外感，表现为寒包火也就是表寒里热证。少部分为外感不解的同时，邪气入里，形成了表里并病；或外邪较烈，直接以表里合病的形式发病。若素体阳气足或有里热，合病多表现为太阳阳明合病（大青龙汤、麻杏甘石汤等）；若素体阳气虚或里有水饮，多表现为太阳太阴合病（小青龙汤等）或少阴太阴合病（麻黄附子细辛汤、白通汤等）。③部分特殊情况下，由于正气不足或邪气猛烈，邪气可直中入里，并无明显表证。如虚人伤寒，首发表现为里证的小建中汤证等，也常被人称为胃肠型感冒。邪气猛烈直接入里多见于疫病，如达原饮。

　　很多情况下，外感内伤并不能截然分开。比如呼吸系统疾病，一个患有慢性阻塞性肺疾病、哮喘，或支气管扩张、间质性肺病等疾病的人，一旦外感之后，就可能会表现为外感与内伤并见，病情重于单纯外感的患者，就是表里合病的问题，既要高度关注外感，也要关注内伤，因为内伤会影响到外感疾病的传变。

　　中医历来重视外感热病与内伤基础疾病的关系，不同的内伤对外感病的发生、传变会产生不同的影响。素有阳明内热倾向的人，感受外邪后容易呈现温热证候，或者外感后邪气容易从热化燥而伤阴，多表现为太阳病或太阳阳明合病；平素偏于阳虚体质，感受外邪后容易呈现虚寒证候，或者邪气入里易寒化而伤阳。患外感病的时候，多表现为少阴病或少阴太阴合病。这体现了体质对疾病转归的影响，大家可以想象，张飞和林黛玉同时受风着凉，可能张飞表现为太阳病，而林黛玉表现为少阴病。张飞的外感入里则容易传入阳明病，林黛玉的外感则容易传入太阴病。邪气入里之后的寒化、热化，也是受到内在寒热、虚实因素的影响，涉及同气相求、内外合邪的理论。

温病学派的薛生白在《湿热病篇》第一条注解道：中气足则病在阳明，中气虚则病在太阴。为什么有的人外感之后只表现为表证，有的人外感却可直中入里，而表现为胃肠型感冒？还是在于内在体质的不同，也就是内在的中气实还是虚的问题。清代医家章虚谷在《医门棒喝》中曰："治疗之要，首当察人体质之阴阳强弱，而后方能调之使安。"虚人伤寒建其中，就是这个道理。不能忽视内伤因素对外感疾病的影响和传变，治疗外感疾病，需要考虑到内伤的问题。

少阴病虽然是病位在表的阴证，和太阴病的病位不同，但少阴病和太阴病同属于阴证，同样有脉微细，所以少阴病往往容易合并有太阴病。也就是说，有太阴病体质的患者，患外感病，容易表现为少阴病。

（四）八法对应的是六经辨证

《医宗金鉴》曰：漫言变化千般状、不外阴阳表里间。六经的本质是三个病位两个病性构成的六个诊断。汗吐下和温清消补是中医的八法，汗法对应的是表证，吐、下对应的是里证，和法对应的是半表半里证。温清消补对应的是寒热、虚实，也就是阴阳。八法六经对应见表23。

表23　八法六经对应表

治法	汗	吐	下	和
病位	表	里证在胃及胃以上	里证在肠	半表半里
治法	温	清	消	补
证	寒证	热证	实证	虚证

八法针对的是六经。治法之间也可以配合，如汗法配合清法，针对的就是太阳阳明合病，如大青龙汤、麻杏甘石汤。在治法的指导下，方剂之间可以配合，如太阳阳明合病有大青龙汤，可以看作是麻黄汤加生石膏，里热重的情况下，甚至可以麻黄汤合白虎汤。所以治法、方剂都

第39讲·表证（太阳病、少阴病）总结

227

是依据辨证而来的，统一于辨证。我们反复强调，学习就要有体系，这个体系就是六经辨证体系。

单纯表证，不管太阳病还是少阴病，不管是麻黄汤也好还是桂枝汤也好，这个人的外感是没有热证的，发热是症状。所以不需要清热，辛温解表就行。但是温病存在热证，即使初起的卫分，也存在着热证，如舌边尖红，脉浮数，口微渴，发热重恶寒轻等，是表里合病，表证的同时存在里热，所以需要用寒凉药物清热，辛以解表，凉以清热，所以是辛凉解表。这是最大的区别。

冯老说，不从病因去考虑，不去考虑风寒还是风热，而直接从证候入手。只要有表证，无论风寒还是风热，共同点都是要解表，温病称之为疏解卫分。表证重的用麻黄、桂枝，表证轻的，用荆芥穗、豆豉、薄荷解表。再看有无里热，有热就清热，无热就不清热，解表的同时需要清热，在后世看来就是风热，如银翘散，本质也属于太阳阳明合病，表寒里热。解表的同时不需要清热，是单纯表证，辛温解表，在后世看来就是风寒。

（五）时刻注意津液的虚实（存津液是真诠）

表证的治法就是汗法。表证重、津液不虚的时候，用麻黄或麻黄汤来发汗解表。表证轻、津液虚的时候，用桂枝或桂枝汤来发汗解表。表证陷入于阴证，则加附子来温阳，就成了少阴病，治法就成了温阳解表，代表方是麻黄附子甘草汤、桂枝加附子汤。其中的关键在于掌握麻黄、桂枝的鉴别要点。

发汗就会伤津液，所以药物、药物剂量、方剂的选择很重要，既能达到汗出解表祛邪，又微微汗出而不伤津液的药物、剂量、方剂就是最合适的。一个桂枝汤证的患者没有必要用麻黄汤，用了麻黄汤反而可能因为大汗而亡阳。反之，一个麻黄汤证的患者，用桂枝汤就不足以发汗解表。所以选择麻黄还是桂枝，是麻黄汤还是桂枝汤，还是桂枝麻黄各半汤，都是依据表证的轻重、津液的虚实来确定。存津液是真诠。阴证津液虚的时候，发汗力度要小，强调的是微微发汗解表，所以麻黄汤中麻黄剂量是三两，麻黄附子甘草汤中麻黄剂量是二两。

单纯表证属于外感，解表即可。内伤基础上的外感，其实就是表里合病，需要表里双解。从病位而言，外感疾病单纯表证相对少，表里合病更常见。所以需要重视太阳阳明合病和太阳太阴合病的情况。单纯表则解表，表里合病则表里双解或先表后里。假若阴证的合病，如少阴太阴合病，里证急迫的时候，舍表救里，如休克患者同时伴有表证，则先救里用四逆汤，再解表用桂枝汤。

表阳证，阳气足，正气不足，所以单纯麻黄、桂枝解表发汗即可，重在汗法祛邪，不需要扶正。而陷入于阴证的时候，就需要再合入附子，变成了温阳解表的治法。因为阴证，本身阳气虚弱，所以表证的阶段，若不妥善治疗，容易入里而成为危重症，所以仲景少阴病篇多死证、不治之症，也是为了引起我们的重视。临床中要重视表证的治疗，表阴证更要注意，见到一个外感的患者，表现为精神状态差、脉细弱无力，即使低热，也需要高度警惕了，很容易病情加重进展，因为这是一个阴证。

最后，通过思维导图，能够帮助我们整体来理解表证方剂的选择，围绕表证的轻重、津液的虚实、病性的阴阳。也作为我们表证篇的总结。

表证最重的，用麻黄汤，表证轻的用桂枝汤。见到项背强几几，再加葛根，就是葛根汤、桂枝加葛根汤。介于麻黄汤、桂枝汤证二者之间的，有桂枝麻黄各半汤、桂枝二麻黄一汤，按照这个思路，还有桂枝一麻黄二汤的可能。表证陷入于阴证就是少阴病，比桂枝汤更虚的是桂枝加附子汤，不到阳虚只是气虚用桂枝新加汤。比桂枝加附子汤还虚，不用桂枝，用葱白解表，就是白通汤，若里证急迫津液阳气虚损明显，则舍表救里，用四逆汤，重则通脉四逆汤或四逆加人参汤。

第39讲：表证（太阳病、少阴病）总结

229

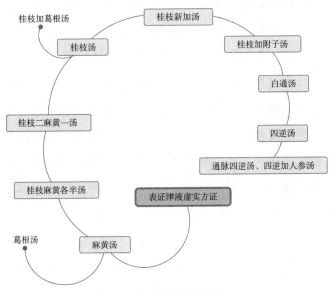

图4　表证津液虚实方证

太阳阳明合病，以麻黄和石膏配伍，形成了大青龙汤、麻杏甘石汤方证。太阳太阴合病，以外邪里饮为代表，形成了小青龙汤、射干麻黄汤、厚朴麻黄汤的外邪里饮三方证，轻证的有桂枝加厚朴杏子汤。

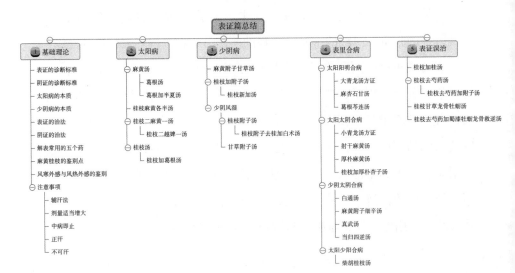

图5　表证篇总结

表证篇，我们需要掌握表证的诊断标准，再掌握辨阴阳的五个要点，表证的时候，正气不虚的就是太阳病，正气虚的就是少阴病。表证的治法就是解表发汗，常用麻黄、桂枝、葛根、生姜、葱白。少阴病，太阳病直接辛温发汗解表，如麻黄汤、桂枝汤。少阴病为阴证，再加附子温阳，就变成了温阳＋解表的复合治法，代表方是麻黄附子甘草汤、桂枝加附子汤。表证篇总结，基本上把我们前面的课程归纳总结了，其中部分方证，如真武汤、当归四逆汤、柴胡桂枝汤，分别会在太阴病篇、少阳病篇具体讲解。

第 40 讲：经方的"秘方"是什么？

中医有遵古传统，认为古人的医术要比当今高。其实不尽然。当前的中医药事业远远比古代繁荣昌盛的多，古代虽然有很多高水平医家，如扁鹊、仲景、孙思邈、金元四大家、温病八大家等。但更多的普通医师的水平是不足的，你看张仲景的《伤寒论》里边那么多的死证、误治、错治、坏证等，反映了更多的普通医师的水平是低下的，也表现了仲景的无奈和心酸，他一定是寂寞孤独的。所以张仲景感往昔之沦丧，伤横夭之莫救，乃勤求古训，博采众方，呕心沥血地编写《伤寒论》。

（一）拓展时方：九味羌活汤

九味羌活汤是时方当中比较有名的一张解表方，属于辛温发汗的治法，因此归入于六经的太阳病。太阳病是表阳证，治法是发汗，常用药物是麻黄、桂枝、葛根、生姜、葱白。仲景用这五个药物来发汗解表，其中以麻黄、桂枝为核心药物构成了表证（太阳病、少阴病）的方剂，能够满足临床治疗需要，那么为什么后世还要创造出来一个九味羌活汤呢？

古代医生的水平大多不高，很多医师也不见得能够理会并掌握麻黄、桂枝的临床应用要点。正是因为不会用麻黄汤、桂枝汤，用错了反而副作用更大，所以才有了畏惧麻桂如虎的说法。

高水平医家就担起了医学教育的责任了，他们著书立说，传播学术。

金元时期的张元素想既然普通医师掌握不了麻黄汤、桂枝汤应用的鉴别要点，经常用错，干脆创制出一个不用麻黄桂枝的万能方吧，不论有汗和无汗的表证，都可以用它来解表发汗，这就是九味羌活汤。出自张元素的学生王好古的《此事难知》。方后注曰："急汗热服，以羹粥投之，（若）缓汗温服，而不用汤投之也。"就是说表证重类似于麻黄汤证，趁热服，吃了以后还要啜热稀粥，加上辅汗法，就能达到发汗解表的效果了。如果表证轻类似于桂枝汤证，不需要发大汗，则不用啜热稀粥。通过辅汗法来调节发汗的力度。

九味羌活汤不管有无汗都能用，不管是麻黄汤证还是桂枝汤证都可以吃这个方子，这是针对普通低水平医生的解表方。但是对于掌握了六经辨证的大家而言，你掌握了麻黄汤、桂枝汤，掌握了二方的鉴别要点，九味羌活汤在你面前看来就是小菜一碟了。就没有必要去学它了。所以时方看似是补充了经方的不足，实际上也是无奈之举。包括温病，更多的是看到临床上很多人不能恰当地用经方来治疗发热类的疾患，所以才创立了温病学派，才有了银翘散、桑菊饮等。如果你达到了仲景的水平，你能够妥善地用麻黄汤、桂枝汤、麻杏甘石汤、大青龙汤，包括白虎汤、承气汤，能够妥善地治疗温病，你还需要去学温病学派的辨证理念吗？当然我们不是说温病不好，温病毕竟一定程度上发展和细化了经方对于阳证的辨治。

（二）中医是如何抗病毒治疗的？

《医学心悟》说：病有总要，寒、热、虚、实、表、里、阴、阳，八字而已。病情既不外此，则辨证之法亦不出此。这就是《医宗金鉴》说的"漫言变化千般状、不外阴阳表里间"。无论什么疾病，症状反应离不开六经八纲范畴，治疗同样离不开六经八纲范畴，治疗普通杂病如此，治疗温疫同样如此，治疗其他病毒所致的疾病，同样可以用六经八纲体系论治。

第40讲：经方的『秘方』是什么？

这就是中医的高明之处，本次新型冠状病毒肺炎如此治疗，其他病毒感染同样如此治疗。虽然借助于现代技术，我们通过显微镜、电镜能够看到病原，但病原不等于邪气，因为能不能成为邪气，还要看这个病原侵袭人体之后的症状反应。根据症状反应，有表就解表，有热就清热，有里实证就攻下，这就是中医的辨证论治的思路，辨的证离不开阴阳、表里、寒热、虚实。

跟着病毒走，每年病毒变异，无穷尽也，疫苗跟不上病毒变异的脚步，但从症状反应入手，辨证论治，就很简单。不去想如何抗病毒、抗感染，而是想着治生病的人，想着如何让体内失调的寒热、虚实，恢复阴阳平和的状态才是最关键的。张仲景根本不知道有什么高血压、糖尿病、胆囊结石等疾病，在仲景老人家的眼中，只有三个病位、两个病性，只要大家认为自己超越不了仲景，就老老实实地按照仲景教给我们的方法，去辨三个病位、两个病性，老老实实地先辨六经、继辨方证，求得方证相应而治愈疾病。

今后的临床中，我们会见到很多新发传染病，见到很多以前没有诊治过的病症，怎么办？任何时候不要忘记"漫言变化千般状、不外阴阳表里间"。无论症状有多么疑难，坚持六经辨治，之所以疑难，就在于辨证不清楚，只要把三个病位、两个病性辨别清楚，就没有什么疑难了。

（三）重体系重诊断而非具体方药

《医宗金鉴》曰：漫言变化千般状、不外阴阳表里间。在六经辨治看来，世间一切疾病的病位只有表、里、半表半里三种可能，病性只有阴证、阳证。因此，六经辨证是一个完整的体系。完整的意义在于，任何疾病都可用六经辨证来诊治。因此清代医家柯琴说："仲景之六经为百病立法，不专为伤寒一科，伤寒杂病治无二理，咸归六经之节制。"俞根初说："以六经钤百病，为确定之总诀。"

大家都喜欢听名老中医讲经验的课程，希望能学到某个疾病的秘方或秘药，这样就能药到病除了，实际上这个想法是不可取的。方从法出、法随证立，所谓的秘方是固定的方剂，只有遇到与其相应的证，秘方才能有效，就好比守株待兔一样，希望能碰到相应的证。

什么是经方？在六经辨证指导下开出来的方剂都是经方，不仅仅是张仲景《伤寒论》《金匮要略》中的方剂。在中医理论指导下运用的药物才是中药，用金银花去抗病毒，那么金银花已经不是中药了。同理，你用麻黄汤去宣肺，那么麻黄汤也不是经方，而是时方。六经辨证体系指导下，辨证准确的基础上，你开出来的每一个方都是经方，都能有效。

中医的两大基本原则是整体观念和辨证论治。在经方的辨治体系下，辨证论治具体细化为先辨六经、继辨方证。正如胡希恕先生提出的"先辨六经、继辨方证，求得方证相应而治愈疾病"。辨六经则进一步细化为"辨三个病位，辨两个病性"。

假若辨病论治，世间的疾病千千万，无穷无尽。但辨证论治的话，世间疾病只有三个病位、两个病性构成的六个证（六经），掌握了这六个证（六经）的治法和常见方证，就能起到执简驭繁、以不变应万变的疗效。无论何种疾病，表现为太阳病，我们就从太阳病论治，表现为少阴病，我们就从少阴病论治。

对于呼吸系统的咳、喘、发热来说，存在表证的可能。表证可以存在咳、喘、发热，但也不一定有上述症状。假如是一个表证的咳、喘、发热，解表发汗即可，不治咳喘而咳喘自愈。因为此时患者以咳、喘、发热为主诉和症状，但我们是"观其脉证知犯何逆随证治之"，要透过现象（症状）看本质（证），要辨证论治，而不是辨症状论治和辨疾病论治。

经方没有什么所谓的秘方，秘方就是完整的六经辨证体系。欲穷千里目，更上一层楼。我们心中要有六经辨证的体系观，临床上才能有整体观念，才会对疾病有一种比较清晰明了的认识。脱离了体系指导的临床经验或者秘方，都是零散而不成系统的，都是守株待兔的笨办法。

第40讲：经方的『秘方』是什么？

当前的学术交流碰撞深入，高层次的、专题的、深入的会议很多，当前的中医药学术的繁荣程度远远超过以往的任何时期，以前的历史我们未曾赶上，但相信以后的中医药历史将由我们这些人来创造，总结过去，更是展望未来，不仅要仰望星空，更要脚踏实地去学经典、做临床，我们每一个人的一小步，就是中医药事业的一大步。让我们每一个人都能如冯老所期望的那样，做一代经方传人。